経験2年目でもできる！

新SRPテクニック

Hand Curette

Ultrasonic Precision

UP−SRP
マスターBOOK

Ultrasonic scaler

監修　藤木省三

著　中本知之　西村 誠　野村朱美

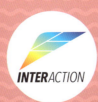
INTER ACTION

本書の目的

　UP-SRP™テクニック（Ultrasonic Precision SRP、以下UP-SRP）は、歯科衛生士としての一歩を踏み出した方に最適のテクニックで、たくさんのメリットがあります。このマスターブックは、UP-SRPという今までにない革新的なテクニックを効率的に学び、実践できるように編集されています。そして学び始めて3年以内に初期から中等度の歯周炎を歯周基本治療で改善し、定期管理できるようになることを目標としています。日本における歯周病患者のほとんどは初期から中等度（最新の分類による）の歯周炎です[1]。多くの歯科衛生士の方がこのマスターブックからUP-SRPを習得し、臨床で実践することで、歯周病で歯を失う患者さんを1人でも多く救っていただけることを願っています。

以下の手順で学び、実践しよう！

① UP-SRPのコンセプトを知る
② UP-SRPに必要な器具機材を準備する
③ UP-SRPの手順を覚える
④ UP-SRPを抜去歯牙や模型で練習してみる
⑤ UP-SRPを臨床で実践する

本書の MEMO 欄の使い方

　本書を参考に UP-SRP™ を学ぶ過程では、施術が上手くいく時もあれば、思うようにいかないこともでてくることと思います。そんな時には、MEMO 欄に何が上手くいかなかったか？自分で気づいたことを自由にメモしてみてください。後で見返すことで、何が良かったのか？苦手なところはどこか？がわかり、それを積み重ねることで上達していきます。

CONTENTS

CHAPTER 1

UP-SRP™ テクニックのコンセプトとその治療効果 … 6

1 UP-SRP™ って何？
   削りすぎない・疲れない・歯肉退縮させない！ 歯科衛生士の臨床ニーズから生まれたテクニック ……… 8
2 UP-SRP™ のメリットとは？ ……………………………… 10
3 臨床データは語る！ UP-SRP™ の実績を見てみよう …… 12

CHAPTER 2

UP-SRP™ テクニックに用いる器具一覧と施術時の8つのルール …… 16

1 UP-SRP™ に必要な基本器具一覧 ……………………… 18
2 UP-SRP™ を行う際のルール …………………………… 30
3 UP-SRP™ の施術時間の目安 …………………………… 34

CHAPTER 3

実践！ UP-SRP™ テクニック …………………………… 36

STEP0 事前準備 ………………………………………… 38
STEP1 施術のための環境を整える ……………………… 44

CONTENTS

STEP2　プローブを用いて"歯石"を探知する ……………… 50
STEP3　超音波スケーラーで歯石を砕き、剥がし、除去する … 62
STEP4　手用キュレットで細かい歯石を除去し、根面を滑沢にする 68

CHAPTER 4

症例で学ぶUP-SRP™の効果 ……………… 80

症例1　UP-SRP™なら、卒後2年目でここまでできる！ … 82
症例2　UP-SRP™を極めれば、非外科処置でここまで治る！ 86

CHAPTER 5

UP-SRP™のためのトレーニング ……………… 90

1　抜去歯牙による練習 ……………… 92
2　顎模型による練習 ……………… 94
3　練習中でもシャープニングは欠かさずに ……………… 96

付録　シャープニング角度表 ……………… 99

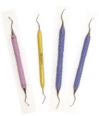

CHAPTER 1

UP-SRP™ テクニックのコンセプトとその治療効果

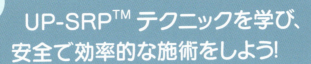

本CHAPTERでは、UP-SRP（Ultrasonic Precision SRP）テクニックの基礎概念とその治療効果について学びます。

UP-SRPは、超音波スケーラーと手用キュレットを効果的に組み合わせた革新的なテクニックです。

主なポイントは以下の通りです。

UP-SRPの定義：超音波スケーラーで歯石を徹底的に除去し、その後、手用キュレットで根面を滑沢化する技術。

メリット：低侵襲、患者さんの負担軽減、習得のしやすさ、長期的な歯周組織の健康維持が可能。

実績：ポケットの深さやプロービング時の出血（BOP）の改善を示す具体的な臨床データの蓄積があるテクニック。

UP-SRPをマスターすることで、歯科衛生士としての技術力を向上させ、患者さんの口腔内を長期的に維持することができます。

1 UP-SRP™って何？
削りすぎない・疲れない・歯肉退縮させない！ 歯科衛生士の臨床ニーズから生まれたテクニック

1 UP-SRP テクニックとは（Ultrasonic Precision SRP Technique）

患者さんと術者の負担を軽減し、歯周組織への侵襲を最小限にしつつ、歯周ポケット内の感染源を除去することを目的とする SRP テクニック（以下、UP-SRP）。

具体的には超音波スケーラーで徹底的に除石後、手用キュレットによるルートプレーニング（RP）を行います（超音波スケーラーによる徹底的な歯石除去を Ultrasonic、手用キュレットによる正確・繊細な仕上げとしてのルートプレーニング（RP）を Precision で表現しています）。あくまでも手用キュレットが一番重要で、そのパフォーマンスを最大限に引き出すための前処置として、専用の超音波スケーラーチップ（UP-SRP チップ）をしっかり使いこなす必要があります。

表 1-1　UP-SRP と従来の SRP の違いはこんなにある！

項目	従来法の SRP	UP-SRP
術式	手用キュレットと超音波スケーラーを併用	徹底的に超音波スケーラーで歯石を除去した後に手用キュレットで滑沢化する
習得の難易度	高い（技術と経験が必要）	比較的低い（短期間で習得可能）
侵襲性	普通	低い（歯周組織への侵襲が少ない）
術者の負担	大きい（手指や腕への負担が大きい）	少ない（超音波スケーラーの使用で負担軽減）
キュレットの寿命	普通	長い（使用頻度が少ないため）
患者の負担	普通（施術中の不快感や術後の痛みがある）	少ない（低侵襲で施術中の不快感や術後の痛みが軽減）
処置の効率	普通	良い（効率的な歯石除去が可能）

2 UP-SRP が考案されたわけ

　UP-SRP は神戸市灘区の大西歯科で考案されました。SRP で最も重要なことは、汚染された根面の感染源を手用キュレットを用いてできる限り綺麗な状態にすることです。その上、治癒を早め歯肉退縮を防ぐためにも根面や周囲の歯周組織への侵襲を最小限にしなければなりません。そこで大西歯科では手用キュレットを使う前にプローブと同じ形態の超音波スケーラーのチップ（UP-SRP チップ）を用いて徹底的に歯石を除去する方法を考えました（**表 1-1、図 1**）。これによって患者、術者共に負担が軽減し、良好な治癒が得られるようになりました。

従来の SRP
超音波スケーラーである程度除石をした後、残った歯石を手用キュレット（グレーシー）で除去してから滑沢化する

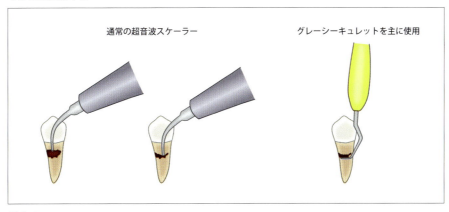

図 1-1a

UP-SRP
プローブと同型の超音波スケーラー用チップ（UP-SRP チップ）を用いて徹底的に除石後、手用キュレット（ユニバーサルを主に使用）で根面の滑沢化を行う

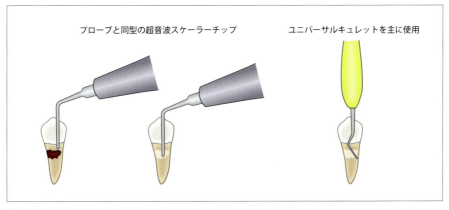

図 1-1b

2 UP-SRP™ の メリットとは？

1 UP-SRP の6つのメリット

UP-SRPテクニックは、歯周基本治療におけるSRPの革新的なテクニックであり、多くの臨床的メリットを持っています[2]。

メリット①　歯周組織にやさしい

▶ UP-SRP テクニックは特に歯周組織への低侵襲が特徴です。超音波スケーラーと専用の超音波チップ（UP-SRP チップ）を使用して徹底的に歯石除去を行うと歯周ポケットが緩み、歯肉を傷つけにくい手用キュレット操作が可能になります。それにより辺縁歯肉の退縮を最小限に抑えることができます。

メリット②　複雑な根面形態やイレギュラーな形状の歯周ポケットにもアクセスしやすい

▶ 使用するのはリジッドではなく、スタンダードタイプの手用キュレットで、大きな圧力をかけずに操作するため、歯根面への侵襲が少なく、術後の知覚過敏が発生しにくいという利点があります。さらに、専用の超音波スケーラー用のチップ（UP-SRP チップ）やユニバーサルキュレットを用いることで、アクセスが困難な歯周ポケット底部や歯周ポケット辺縁部の感染源も確実に除去可能です。これにより、治療後の再感染リスクを軽減し、長期的な歯周組織の健康維持に寄与します。

メリット③　患者さんの負担が少ない

▶ 大きな力を使うことなく硬い歯石を除去できるため、患者さんにとっても施術中の負担が軽減される、術後の疼痛が少なくなる、ブラッシングがしやすくなるなど沢山のメリットがあります。

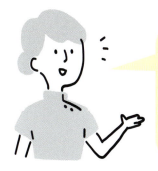

UP-SRPには歯周基本治療において沢山のメリットがあり、患者さんと医療者双方にとって価値あるテクニックと言えます。

メリット④　術式・使用器具が指定されており、短期間で修得しやすい

▶ UP-SRPテクニックは使用する器具と術式が整理されており、コツさえつかめば新人歯科衛生士でも短期間で習得が可能です。

メリット⑤　術者の負担が少ない

▶ 初期段階に超音波スケーラーを用いることで、手用キュレットで大きな硬い歯石を取る必要がなくなり、術者の手指への負担も軽減されます。これは、特に長時間の治療を行う術者の腱鞘炎予防にも効果的です。

メリット⑥　手用キュレットが長持ちする

▶ 大きな硬い歯石を手用キュレットで取る必要がない、つまり大きな圧力をかけたキュレット操作がなくなります。これにより、切れ味が鈍くなりにくくなります。手用キュレットの消耗を抑えるだけでなく、シャープニングにかける時間も少なくできるでしょう。これは長期的なコスト削減につながります。

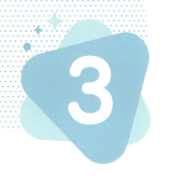

3 臨床データは語る！UP-SRP™の実績を見てみよう

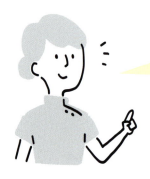

1998年以来、25年以上の臨床データが蓄積されていることもUP-SRPテクニックの特徴です。ここでは、考案者である大西歯科（神戸市灘区）にて実践されたUP-SRPの治療データをわかりやすく解説します。
ここで示す治療前後のデータから、UP-SRPによって歯周病検査6点法による歯周ポケット深さ、BOPが改善していることを確認できると思います。

1　102人の臨床データが語るUP-SRPによる歯周ポケット深さの変化

▶ 中等度の歯周炎患者83人で歯周基本治療後に顕著な変化が現れた!

83人の患者さんにUP-SRPによる歯周治療を行った結果、**初診時に12%だった4～6mmの歯周ポケットが、治療後には3.4%に減少**しました。さらに、**7mm以上の歯周ポケットも2%から0.3%へと顕著に減少**しています（図1-2）。

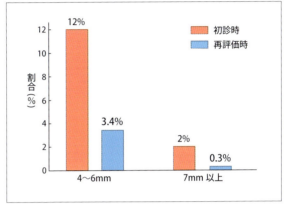

図1-2　中等度の歯周炎患者83人における歯周ポケット深さの改善を示す（赤：初診時、青：再評価時）。

▶ 重度の歯周炎患者19人でも大幅な改善が見られた!

重度の歯周病を持つ患者グループでも同様の効果が見られます。19人の患者さんでの治療では、**初診時に30.7%だった4～6mmの歯周ポケットが、最終的には12.8%にまで改善**されました。さらに、**7mm以上の歯周ポケットも5.7%から2.5%へと改善**しています（図1-3）。

これらのデータから、UP-SRPテクニックが効果的であることがわかると思います。患者さんにとっても歯科衛生士の皆さんにとっても非常に有益なテクニックであると言えるでしょう。

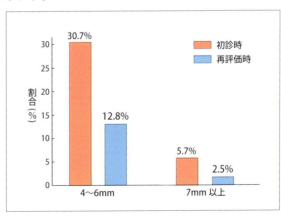

図1-3　重度の歯周炎患者19人における歯周ポケット深さの改善を示す（赤：初診時、青：再評価時）。

2 92人の臨床データが語るUP-SRPによるBOP（＋）の変化

25年以上にわたる臨床データをもとに、UP-SRPテクニックが歯周炎患者の健康を改善・維持できていることを示します（**図1-4、5**）。中等度から重度の歯周炎患者92人の治療結果から、UP-SRPテクニックの効果を感じてください。

▶ **中等度の歯周炎患者83人でBOPに大きな変化が現れた！**

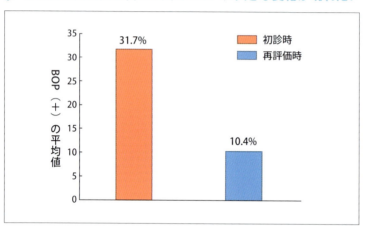

図1-4　中等度の歯周炎患者83人におけるBOP（＋）の平均値の改善を示す（赤：初診時、青：再評価時）。

▶ **重度の歯周炎患者9人でもBOPは大きく改善している！**

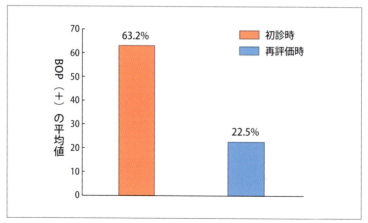

図1-5　重度の歯周炎患者9人におけるBOP（＋）の平均値の改善を示す（赤：初診時、青：再評価時）。

MEMO

CHAPTER 2

UP-SRP™ テクニックに用いる器具一覧と施術時の8つのルール

UP-SRP™ テクニックでの超音波スケーラーと手用キュレットのそれぞれの役割を知ろう

　UP-SRP テクニックでは、超音波スケーラーと手用キュレットを上手に組み合わせて使います。下記のように理解すると、各々の役割を理解しやすいと思います[3]。

 →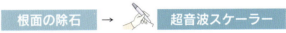

　本 CHAPTER では、UP-SRP に使用する主要な器具の選び方、そしてそれらを効果的に活用するためのタイムマネジメントについて学びます。これにより、UP-SRP テクニックの診療効率を最大限に高め、患者さんと術者の負担を軽減することを目指します。各器具の特性と最適な使用法を理解することで、治療の質を向上させましょう。

＜ UP-SRP のテクニックの原則 ＞

1 UP-SRP™ に必要な基本器具一覧

基本器材1 プローブ

通常のプローブと直角のプローブを併用します

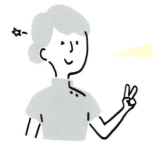

プローブはポケット深さや BOP を計測するだけでなく、根面の性状（粗造感など）を探知し、SRP の質を高めるためにとても重要な器具です（図 2-1、2）

● MEMO ●

1 UP-SRP™ に必要な基本器具一覧

❶ 通常のプローブ

カラーコードプローブ（CP など：ヒューフレディー）

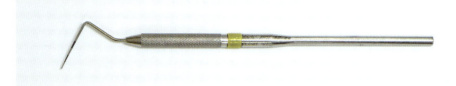

図 2-1

❷ 直角のプローブ

ノバテックプローブ（PCPNT など：ヒューフレディー）

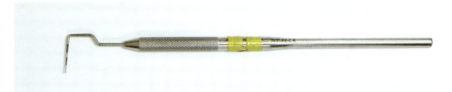

図 2-2

> **通常のプローブと直角のプローブは、こう使い分けよう**
>
> 　UP-SRP では2種類のプローブ（通常のプローブと直角のノバテックプローブ）を使います。プロービングの目的は PPD や BOP を測定することだけではありません。歯根形態や歯石の付き方、骨吸収を確認することも大事な目的です。ノバテックプローブは最後臼歯の遠心などで通常のプローブでは角度的にアクセスしにくい場合にのみ使用します。

1 UP-SRP™ に必要な基本器具一覧

基本器材2　超音波スケーラー
UP-SRP 専用チップを装着して使用

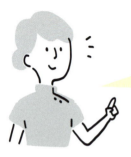

UP-SRP 専用チップ（図 2-3）は下記の 5 機種であれば、使用できます（UP-SRP チップは錦部製作所のオリジナル製品につき、メーカー推奨外）。

①スプラソン P-MAX2 タンクシステム（白水貿易）

②バリオス 970 Lux Ti（ナカニシ）

③ピエゾン 250 LED 付（EMS）

④ソルフィ F（モリタ）

⑤エナック 11W（オサダ）

1 UP-SRP™ に必要な基本器具一覧

基本器材 3　超音波チップ

UP-SRP 専用チップを使用

① UP-SRP 専用チップが良い理由

―プローブと同様に挿入可能（方向 / 深さ）
―歯根や歯石、歯槽骨の形態イメージをつかみやすく、動かし方もプローブと同様にできる
―歯周ポケット底まで届く形状・太さ（ミニファイブの手用キュレットでも届かない深く細い歯周ポケットにも有効）

　超音波チップでも太いもの、平たいもの、大きいもの、刃のついたものはお薦めしません。それらの超音波チップは歯周ポケットを過剰に開いたり、傷つけたりするおそれがあります。また、浅い歯周ポケット、歯肉縁上ではよく歯石が取れるかもしれませんが、複雑な根形態（分岐部、コンケイブなど）、複雑な歯周ポケットの形態、深い歯周ポケット底などの根面に沿わせにくく、届きません。

② UP-SRP 専用チップ（UP_SRP-DS：錦部製作所）

　UP-SRP 専用設計の超音波チップで、最も使用頻度が高いです（図 2-3）。ハイパワーで使用できるように耐久性が考慮されています。前頁で紹介した超音波スケーラーの全ての機種に取り付けが可能です。3mm、6 mmの部分に目盛りがついており、挿入深度もわかりやすいです。UP_SRP-DS（以下 DS）は主に深い歯周ポケットに対応するようにデザインされていますが、浅いポケットにも応用できます。最後臼歯遠心部もプローブと同様に挿入でき、ほぼ全顎にアクセスが可能です。

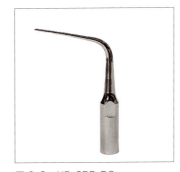

図 2-3　UP_SRP-DS。

1 UP-SRP™ に必要な基本器具一覧

3 UP-SRP 専用チップ（UP_SRP-SS：錦部製作所）

　UP_SRP- DS（以下、DS）と同様のコンセプトでデザインされています。DSに比べて屈曲が少ない形状をしています（**図 2-4**）。UP -SRP ではDSをメインに使用し、DSでやりづらい所があればこちらを使用する、というチップの選択方法をお薦めしています。

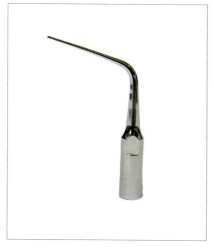

図 2-4　UP_SRP-SS。

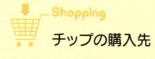

チップの購入先

QR コードから P.20 で挙げた超音波スケーラーの機種に対応した UP-SRP チップの購入ページ（錦部製作所のホームページ）へ移動できます。

1 UP-SRP™ に必要な基本器具一覧

〜 あれば便利なその他のチップ 〜

● BDR チップ（TK2-1L・TK2-1R：白水貿易）：分岐部病変内部などに

　ブレードがなく、細くて屈曲した BDR チップです。隣接面と進行した分岐部病変内部の天蓋部や分岐部内面の陥凹部など、手用キュレットが届きにくい部位にも有効です。スプラソン P-MAX 2 タンクシステム（白水貿易）にのみ取り付けが可能です。バリオス 970 Lux Ti（ナカニシ）では、P 25 R／L が同形状です。

図 2-5

● BDR チップ（TK1-1L、TK1-2L：白水貿易）：UP-SRP チップでは届かないポケットに

　TK1-1L（以下 1L）は UP-SRP チップでは届かない深い歯周ポケットに使用します。できるだけ UP - SRP 専用チップで粘ってから最後に 1L に替えて使用します。2L は長く太いので、深い部分にある強固な歯石に用います。どちらもスプラソン P-MAX 2 タンクシステム（白水貿易）にのみ取り付けが可能です。

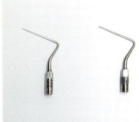

図 2-6

1 UP-SRP™ に必要な基本器具一覧

基本器材4 スタンダードタイプのキュレット4種類
多くの種類を揃える必要なし

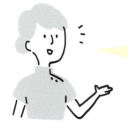

極端ですが、中等度までの歯周炎であれば下記4種類があればまかなえます（図2-7）。

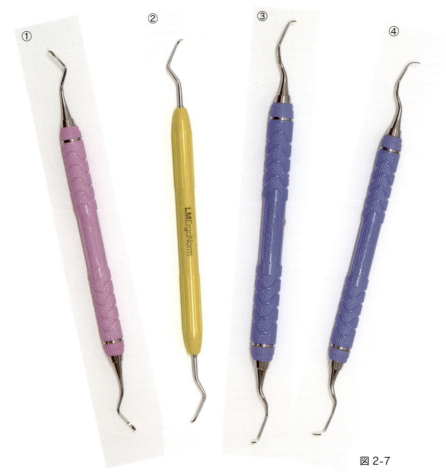

図2-7

1 UP-SRP™ に必要な基本器具一覧

1 ユニバーサルキュレット – コロンビア大学型 4R/4L（SC4R/4L C8E2：ヒューフレディー）

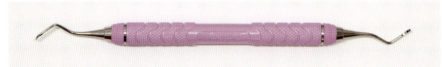

図 2-8

特徴 ▶ 適応範囲が広く、効率よく施術できる

①第一シャンクに対して 90 度でカッティングエッジが付いており、両刃です[4]。

②ブレードが適度にカーブしているため、エッジを根面の隅角などの丸みに添わせやすいのが最大のメリットです。これにより辺縁歯肉を傷つけにくいだけでなく、根の形態をなぞるように「頬舌側から隅角を通って近心へ」などと連続性のある操作が可能なので、術者も根の形態をイメージしやすくなります（グレーシーキュレットでは根の隅角部でキュレットをとりかえる必要があり、隅角部の歯石を取り残しやすい）。

③前歯部や小臼歯部ならこれ 1 本で仕上げることが可能なほど、適応範囲が広く、効率良く施術できます。

④あえてデメリットを挙げるなら、両刃なので初めは使う刃がわかりにくい（どちらの刃を使うかは Chapter3、P.70 で解説しています）、ユニバーサルキュレットはあてる角度が異なるため、グレーシーキュレットに慣れている方ほど意識して使用する必要がある点などです。よって、UP-SRP テクニックでは新人の頃からユニバーサルキュレットをどんどん使って慣れていくことを推奨しています。

1 UP-SRP™ に必要な基本器具一覧

2 ユニバーサルキュレット - ミニマッコール #13s-14s（LM222-223M si：白水貿易）

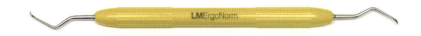

図 2-9

特徴 ▶ 幅の狭い根面や分岐部に

①ユニバーサルキュレット - コロンビア大学型 4R/4L に比べて第一シャンクが長く、刃部が小さいデザインです。

②適応部位はコロンビア大学型 4R/4L と同じですが、丸くて幅の狭い隅角部や分岐部の入り口、分岐部内やコンケイブ、深くて狭い歯周ポケット底部などに対応可能です。

③大臼歯の遠心は不得手ですが、大臼歯遠心隅角や上顎大臼歯遠心分岐部内などコツをつかめば当てることのできるケースもあります。

● MEMO ●

❸ グレーシーキュレット-アフターファイブ 13/14 （SRP13/14C82E：ヒューフレディー）

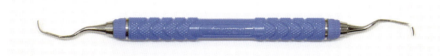

図 2-10　オリジナルに比べて第一シャンクが長く、ブレード幅が薄い。

特徴 ▶ 遠心やアクセスしにくい部位に

①第一シャンクに対して 70 度の角度でカッティングエッジがついており、片刃です。

②遠心面にはこれが第一選択ですが、ブレードが直線的なのでフィットする部位が限られています。

③オリジナルに比べると第一シャンクが長く、ブレードの幅が少し狭いので、大臼歯の遠心や歯冠の豊隆が邪魔してアクセスしづらい根面などに適応可能ですが、深い歯周ポケットへもアクセスしやすいことが最大の利点です。

― MEMO ―

1 UP-SRP™ に必要な基本器具一覧

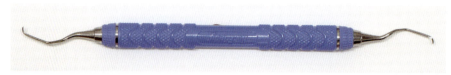
❹ グレーシーキュレット - ミニファイブ 13/14
（SAS13/14 C8E2：ヒューフレディー）

図 2-11

特徴 ▷ 刃部の短さを活かせる部位に

①アフターファイブ 13/14 の刃部の長さが半分になったタイプです。
②遠心隅角や分岐部の入り口、分岐部内に使用します。

1 UP-SRP™ に必要な基本器具一覧

● MEMO ●

2 UP-SRP™ を行う際のルール

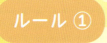 超音波スケーラーと手用キュレットの時間配分を目安にして施術する

図 2-12 を UP-SRP の時間配分の目安としてください。歯石の性状（硬い、もろい）、患者さんや歯科衛生士の熟練度によっても時間配分は変わります。

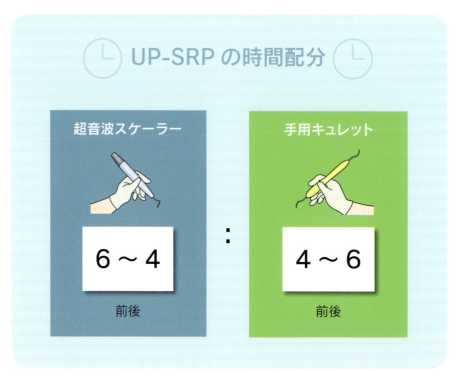

図 2-12

2 UP-SRP™ を行う際のルール

ルール② 再 SRP をなるべくしない

SRP を繰り返すほど歯根面や軟組織に対する侵襲は大きくなります。1 回のアポイントでやりきれる本数を考慮し、再 SRP をなるべくしないようにしましょう。

ルール③ 歯肉縁上歯石、縁下歯石は一度の SRP で除去する

歯肉縁上のラフスケーリングはホームケアのしやすさを考えて SRP 前に行うことも多いですが、基本的には1回の SRP で歯肉縁上〜縁下まで除去するようにします。そうすることで歯周ポケットの入口が開き、歯周ポケット底までアクセスしやすくなります。超音波スケーラーのみを当てて、別の日に手用キュレットを当てようとしても、歯肉が中途半端に締まってしまい、手用キュレットが入れづらくなるため、歯肉を傷つけやすくなってしまいます。

ルール④ 歯肉を退縮させない施術を心掛ける

歯肉退縮が起こると知覚過敏症状が出やすくなり、根面カリエスのリスクが高まり、プラークコントロールが難しくなります（特に歯間部や隅角部など）。また、楔状欠損のリスクが高まり、審美的な問題や食片が入りやすくなるなど、生活の質（QOL）に影響を及ぼします。たとえプロービングの値が下がり、炎症が収まったとしても、スカスカの歯肉は避けたいものです。

2 UP-SRP™ を行う際のルール

ルール⑤ 手用キュレットはリジッドタイプではなく、スタンダードタイプを選択する

　手用キュレットには鋼の太さによる分類があり、太くてしなりにくいリジッドタイプと、細くてしなりやすいスタンダードタイプがあります。リジッドは硬くて多量の歯石を除去する場合に使用しますが、メーカーによってはシャンクだけでなくエッジの幅も太いため、挿入時に歯肉を傷つけないよう慎重に操作する必要があります。また、リジッドタイプはスタンダードタイプに比べ側方圧がかかりやすいので、オーバーインスツルメンテーションにならないよう配慮する必要があります。UP-SRPでは初期に超音波スケーラーで徹底的な歯石除去を行うため、リジッドタイプの手用キュレットを使用する必要はありません。

ルール⑥ 正しい姿勢での施術を心掛け、身体への負担を少なくする

　排唾菅を使用することでミラーテクニックが可能になり、姿勢が良くなります。左手でバキュームを引いてしまうと、直視で見えづらい部位を傷つけるおそれがあります。バキュームの持ち方によっては術者の姿勢が不自然になるだけでなく、身体や左手の負担も大きくなります。

2 UP-SRP™ を行う際のルール

ルール⑦ SRP後1ヵ月は歯肉縁下にプローブを入れたり、超音波スケーラーを当てたりしない（歯肉縁上は可）

再評価は最終SRPから約1ヵ月後に行っています。その理由の一つは歯周組織の治癒と関係しています。それよりも早いとプロービングによって歯周組織の回復を妨げる可能性があります。逆に、それ以上間隔が開きすぎると歯周組織の治癒が悪いのか、それとも患者さんのプラークコントロールの低下によるものかの判別がつきにくくなってしまいます。

ルール⑧ UP-SRPを始めるタイミングは患者さん本位で

UP-SRPは患者さんの同意が得られたタイミングでスタートして問題ありません。例えば「スタートするのはPCR20%以下」と決めてそれを目指したプラークコントロールの指導を行うと、不要な歯肉退縮を招きかねませんし、UP-SRP前に辺縁歯肉が引き締まってしまうと、むしろ歯肉縁下が触りづらく歯石を取り残すこともあります。ちなみにプラークコントロール指導はUP-SRPの前に必要最低限で行い、始まった後も必要に応じて同時進行させます。そして継続的にフォローアップをしていくようにします、

また、プラークが付着しているかどうか（PCR）だけでなく、プラークの量、厚み、性状、付着部位と患者さんのリスク度（その他、患者さんの背景も）などを考慮した指導が必要です。

3 UP-SRP™ の施術時間の目安

1時間のアポイント内での時間配分例から

　UP-SRPのアポイントは60分で行うことが基本になります。30分のアポイントで行うと、施術の前後の部分（誘導・問診・浸潤麻酔（必要であれば）・術後説明とアポイント・サブカルテの記入・次の患者さんのための準備）を2回行うことになり、全体として効率が良くありません。
　逆に60分を超えるような長時間のアポイントは患者さんに負担がかかりますので、60分が適切であると思います。学び始めはどうしても施術に時間がかかるため、60分のまま施術本数を少なくして調整するとよいでしょう。

▶ 3│3 中等度歯周炎をSRPする場合のUP-SRPの時間配分例から

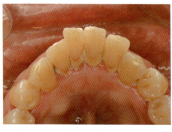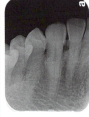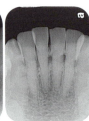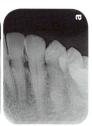

図2-13　62歳、女性の患者資料。

3 UP-SRP™ の施術時間の目安

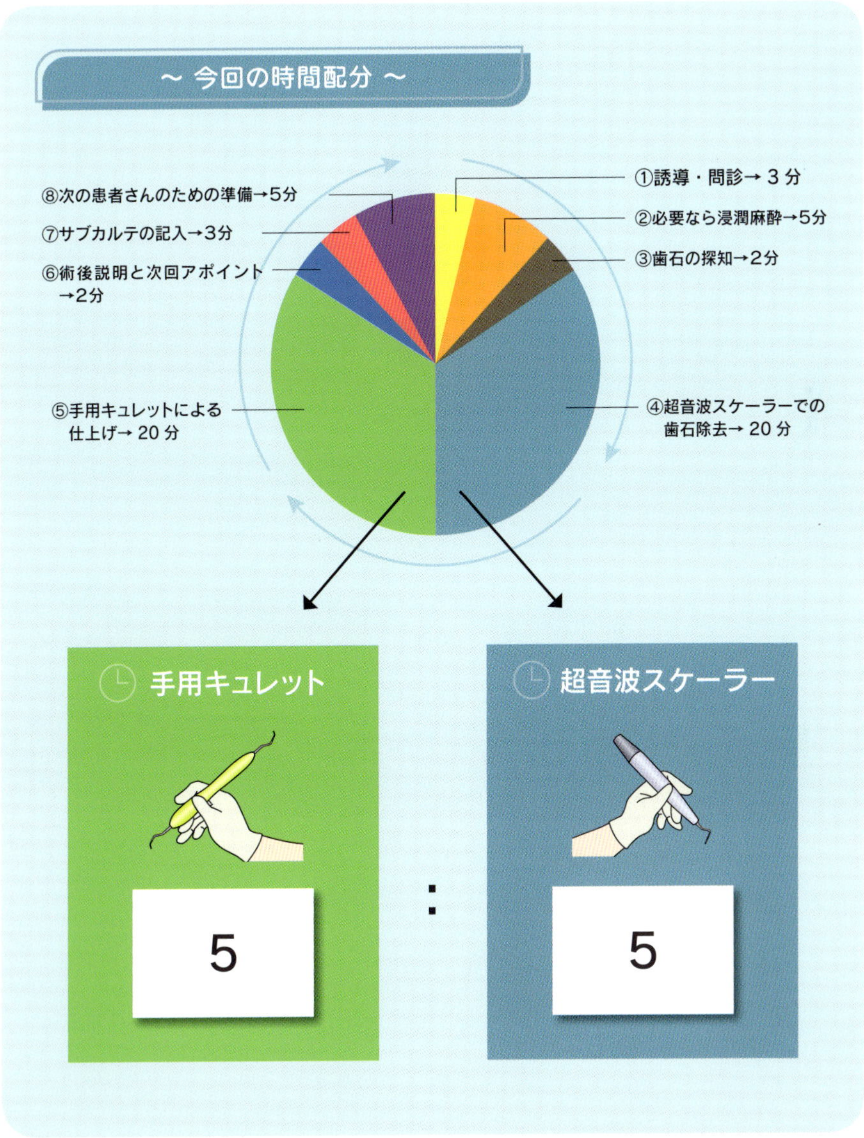

～ 今回の時間配分 ～

- ①誘導・問診 → 3 分
- ②必要なら浸潤麻酔 → 5 分
- ③歯石の探知 → 2 分
- ④超音波スケーラーでの歯石除去 → 20 分
- ⑤手用キュレットによる仕上げ → 20 分
- ⑥術後説明と次回アポイント → 2 分
- ⑦サブカルテの記入 → 3 分
- ⑧次の患者さんのための準備 → 5 分

手用キュレット : 超音波スケーラー
5 : 5

図 2-14

CHAPTER

3

実践！
UP-SRP™ テクニック

アポイント時間内での基本的な流れを知ろう

　CHAPTER 3では、実際に患者さんに施術をする順序で、UP-SRPテクニックを解説していきます。今までのあなたのやり方と違う部分もあるとは思いますが、まずは、UP-SRPテクニックの基本の流れで施術をしていきましょう。

　ただし、すべて基本通りに行うというわけではありません。患者さんや自身の体格、診療室の機器などはそれぞれ異なりますので、適宜工夫して施術を行ってみて下さい。

＜ 60分アポイント時の施術の目安フローチャート ＞

STEP 0　事前準備	実際に患者さんを診るまでにしておく事
STEP 1　施術のための環境を整える	約5〜10分（必要に応じて浸潤麻酔）
ポジショニング	
視野の確保のための準備	
STEP 2　プローブにて歯石を探知する	約2分
STEP 3　超音波スケーラーによる除石	約20分
STEP 4　手用キュレットによるルートプレーニング	約20分
STEP 5　根面の確認	約5分
術後説明・片づけ	約5分

（STEP 2〜4：歯石の沈着の程度や、硬さによって配分を変えましょう）

STEP 0 事前準備

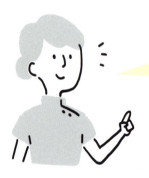

実際に施術に移る前に、必ず口腔内写真やデンタルエックス線写真、プロービングチャート、サブカルテなどの情報に目を通しておきましょう。事前情報で施術が難しそうと感じる場合は、歯科医師や先輩歯科衛生士に相談をしておくことで、施術が思い通りに進まなかったりすることを回避することができます。

STEP 0 事前準備

DO! 1
口腔内写真をもとに施術のシミュレーションをしておく

　口腔内写真から歯列や歯牙の形態や、歯肉の状態を知ることができます。事前に施術のシュミレーションをしておくことで施術中に器具を追加するなどの余計な時間を省くことができます。

　口腔内写真は術前術後があると患者さんのモチベーションの向上や自分の臨床の振り返りの際にとても役に立ちます。

歯列や歯牙の形態、歯肉の状態を予習しておこう

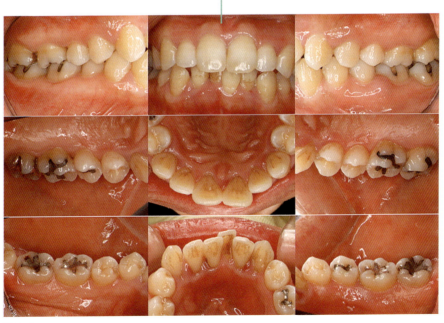

図 3-1

STEP 0 事前準備

DO! 2
施術中にいつでも見れるように デンタルエックス線をスタンバイさせておく

　デンタルエックス線写真からは、ある程度の歯石の沈着度合いと骨欠損の状態を見ることができます。施術中にすぐに確認できる状態にしておくことが必要です。

デンタルエックス線写真は、事前に拡大もしてよく見ること！
（細かい歯石などがよく見える）

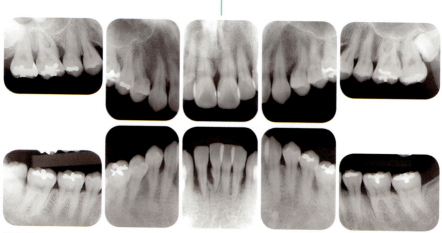

図 3-2

STEP 0 事前準備

DO！3
骨欠損の状態を三次元的にイメージしておく

施術中にもプロービングは行いますが、プロービングチャートとデンタルエックス線写真、口腔内写真をもとに頭の中で三次元的に骨欠損の状態を事前にイメージしておきましょう。器具挿入の方向やストロークの方向をその場で考えずにすむため、チェアタイムの短縮にもつながります。

> プロービングチャートは見える位置に配置、使う予定の超音波チップ、プローブ、手用キュレットを手元に準備しておく（途中で追加することをなるべく少なくします）。

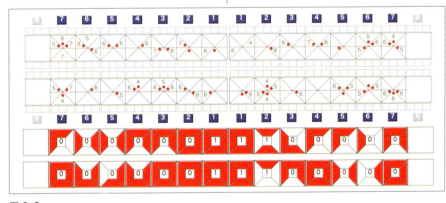

図 3-3

STEP 0 事前準備

DO！4

サブカルテを活用しよう！

　SRPは複数回にわたるため、前回の施術時の状態などを必ず確認しておきます。特に痛みについては、患者さんとの信頼関係にも大きく影響してくるため、施術時に患者さんの訴えがなかったかなどを把握しておきましょう。

　その他にもサブカルテには患者さんの情報が沢山ありますので、事前に確認しておくことが大事です。また、施術後は忘れないうちに当日の施術について記録しておきましょう。

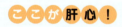

サブカルテは、
・歯石や根面などの状況
・骨や歯周ポケットの形態
・うまく取りきれなかったところ
・難しかったところ、工夫したところ
・判断に迷い、様子を見たいところ（例：出っ張りが残ったが、歯石か根の形か不明）
・初診時よりもプロービング値が深くなっていた場合（再評価時の比較のため）
　などを書いておくと、メインテナンスに入ってから悪化した時、良くなった時の考察に役立ちます。是非やってみてください。

サブカルテは担当の歯科医師にもチェックしてもらい、情報共有をしておきましょう

サブカルテ記入例

2024. 8.9
7654| SRP

S) まだ少し出血する。 → SRP進めていく中で出血減ること説明。
・ハミガキ意識してみがいているが、できているか不安。
→ 左上臼歯部 前回よりきれいに磨けている
右上臼歯口蓋にまだプラーク(+)、再度確認
Tx) UP-SRPチップ E-5スタート、S-1で歯石くずれはじめた。
7|(B) 縁下多。コロンビア挿入可能 RP
6|(M) マッコールミニ使用 MB根扁平な形

N) 3+3 SRP
check) 痛みやHysなかったか確認

2024. 9.10
3+3

S) 前回の処置痛くなかった。
Tx) 123間 根近接のため、刃先細いキュレットを使用。 ― 破折には気をつけて下さいね
UP-SRPチップは入る。E-5
2はP側、3はB側からあてると除去し易かった
N) |4567 SRP

2024. 9.17

S) 暑くてちょっとしんどい
O)

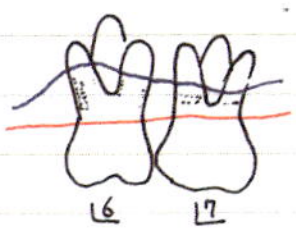

|6 MB根近心 7mm MP.B 分岐部2度
歯石全周にまわりこむように帯状にかたまりで沈着。
本日 |4567 予定だったが |67 2本SRPで
元の計画より回数多くなるので説明しっかりしといて下さい
Tx) UP-SRPチップ S-1から、S-4までパワーを上げていった
MB根周囲のdeep pocketはキュレットマッコールミニのうすくなったものが入り易かった。特にMB根は根形態複雑なので再評価時しっかりチェックする！
|5 にHysあったのでティースメイト塗布
N) |45 SRP |67 の確認
check) Hys ア後

歯科医師はわかりやすいよう赤字で記入

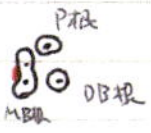

図 3-4

STEP 1 施術のための環境を整える

DO！1
術者のイスの高さとチェアの高さをあわせる

　長く歯科衛生士を続けるためにも体に負担のかかる姿勢ではなく、無理なく診療ができる姿勢を作ることを意識しましょう。

　最初は難しくても、毎回診療に入る前にこのステップを踏むことで、やがて習慣化し、身につくようになります。

● MEMO ●

STEP 1 施術のための環境を整える

診療チェアが高すぎると…

😕 **bad**
患者さんとの距離が近くなり、肘が上がってしまい、腕の負担が増える

😕 **bad**
体がねじれて腰への負担が増える

😕 **bad**
ヘッドレストの位置が高いので無理にのぞきこまないと上顎が見えにくい

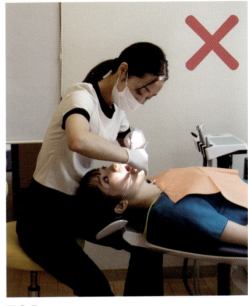

図3-5

チェアを下げることが大切！肘がほぼ直角くらい

🙂 **good**
背筋が伸びていて、美しい姿勢で診療ができている

🙂 **good**
術者の位置は概ね1:00～8:00の位置に置くことでスムーズに施術できる。必要に応じ患者さんに顔の向きを変えてもらう。脇を締め、背筋を伸ばして施術する。

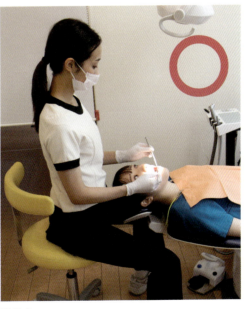

図3-6

STEP 1 施術のための環境を整える

DO! ❷
「力をかけやすい」ではなく、「目的の部位にアクセスしやすい」ポジションをとる

①施術は自分がしやすい位置からで構いません。ただし、ミラーテクニックでも姿勢が崩れない位置で施術するようにしましょう。

②教科書などでも施術部位によるポジショニングが規定されていますが、これは術者や患者さんの体格などにもよるため、こだわらなくてもよいでしょう。

③従来のSRPでは力がかけやすく、手用キュレットを引きやすい方向に体を持っていきますが、UP-SRPでは、超音波スケーラーのチップはプローブに近い形を使うため、超音波スケーラー使用時はプロービングと同じ位置でポジショニングしてよいと思います。

④UP-SRPでは、原則、大きな歯石を超音波スケーラーで除去し、よく砥げた手用キュレットで根面を磨くイメージで力をかけていきます。つまり、歯石を力で取るわけではありません。ですので、手用キュレット操作時は「力がかけやすいポジション」ではなく、「手用キュレットが根面にフィットさせやすいポジション」をとります。

STEP 1 施術のための環境を整える

DO! 3
ミラーテクニックで無理な姿勢を避けよう

　無理に覗き込んで治療する「癖」がついてしまうと、正しい姿勢に戻すことが難しくなります。また、直視だけでは必ず死角ができ見落としの原因にもなります。ミラーを使って、ライトの光を当該歯に当てて判断しやすくしたり、粘膜の圧排などもできるため、しっかり事前に練習をしてミラー視できるようにしておきましょう。

工夫してみよう

ミラーの柄を圧排にも使おう

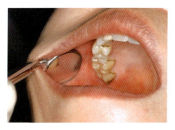

図3-7　患者さんに少し横を向いてもらうのもよい。ミラーは口角よりも臼歯の頬粘膜を広げるイメージで。

ミラーの傾け方を工夫する

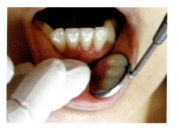 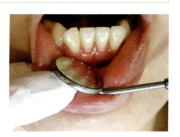

図3-8a,b　同じ部位でもミラーを少し左右に向けてみると、隅角などが見えやすくなります。

STEP 1 施術のための環境を整える

DO! 4
口腔外バキュームや排唾管をフル活用する

ポイント ①　排唾管を使えば、正しい姿勢を維持できる

　左手でバキュームを引こうとすると、力がかかり、姿勢が崩れてしまいます。排唾管を使用すれば、正しい姿勢をとれ、かつ左手でミラーを持ち、ミラー視で施術することができます（図3-9）。

　エアロゾルの飛散防止のためにも、口腔外バキュームもあるとよいでしょう。

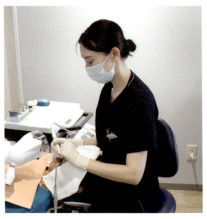

図3-9　バキュームを持たなくてもよいので、両手を使って施術できます。

ポイント ②　色々なタイプの排唾管があると便利

　排唾管にも色々なメーカーや形があります。患者さんの口腔の形態によって使い分けることができるよう、何種類か備えておくとよいでしょう。

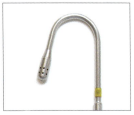

図3-10　金属製排唾管：滅菌もできるので経済的。

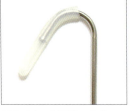

図3-11　金属性の本体にシリコンのカバー付き：痛みを訴えられる方に。奥行きも調整できる。

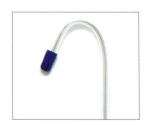

図3-12　自由に曲げられるディスポーザブルタイプ。

STEP 1 施術のための環境を整える

ポイント ③　排唾管は、患者さんの反射が起きにくい位置にセットする

　排唾管は図 3-13a の位置にセットしておくと患者さんの反射が起きにくくなります。金属製のもので難しい場合は曲げられるものを使って、良い位置に設置してみてください。

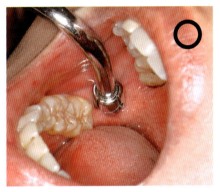
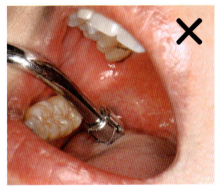

図 3-13a　排唾管が適切な位置にセットされている。

図 3-13b　排唾管が喉に入っている。

～ こんな時どうする？ ～

排唾管が喉の奥にいってしまう時は

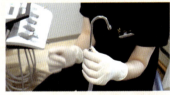

少しひねって

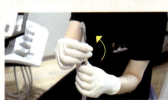

良い位置に安定させることができる時があります。ちょっとしたことですが、少しの工夫で排唾管を良い位置に置いておくことができます。

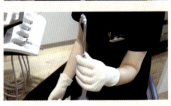

STEP 2 プローブを用いて"歯石"を探知する

　歯石はプローブでしっかり探知しておきます。歯周ポケットの測定時と違い、UP-SRP 直前のプロービングでは、歯石がどこにあるか、どれだけ付いているか、歯根の形態はどうかなど、歯周ポケット測定時よりも繊細な根面の変化を診ておく必要があります。上手く探知するためには、いくつかのポイントがあります。詳しく見ていきましょう。

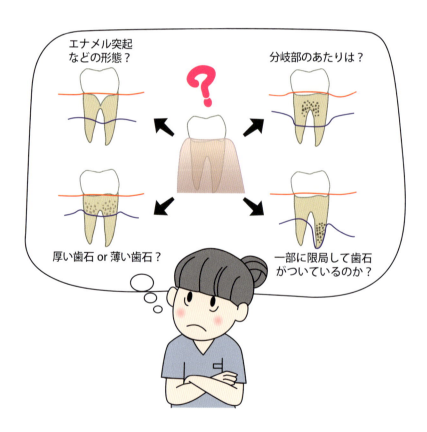

STEP 2 プローブを用いて"歯石"を探知する

Point 1
歯石探知時には、プロービング時とは異なる位置でプローブを保持する

プロービング時のプローブの把持位置

歯周ポケット測定の際のプローブの把持位置。

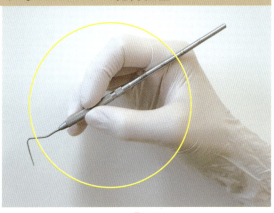

図3-14 ふだんのプロービング時はこのくらいの位置で持つとよい。

歯石探知時のプローブの把持位置

歯石探知の際のプローブの把持は、歯周ポケット測定時よりもより遠くを、かつ軽く持つと微細な歯石の探知が可能となります。

プローブの把持

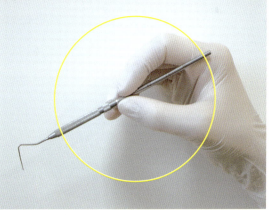

図3-15 必ずしもこうしなければならないわけではありません。このくらい先端から離して繊細な感覚を感じてみてください。

このくらい軽く持ってみて！

STEP 2 プローブを用いて"歯石"を探知する

Point 2
歯周ポケット底までプローブを届かせる

　歯石は厚く付いていることもあるため、歯石の上端でプローブが止まらないように注意します。特に大臼歯の遠心はプローブが挿入しにくいので、デンタルエックス線写真で確認しながら歯周ポケット底部までプローブが届いているかを確認しましょう。ただし、超音波スケーラーを当てる前は歯肉もまだ硬いので、無理をする必要はありません。超音波スケーラーによる施術後に届けば問題はありません。

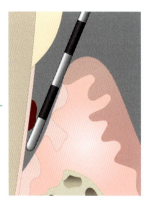

痛みが出そうな場合は声掛けをしよう

図 3-16

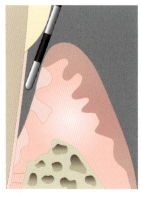 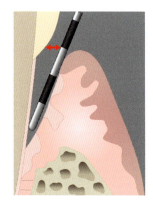

歯冠の豊隆が大きい場合などでも、少し歯冠から離して挿入することで歯周ポケット底までプローブを入れることができます

図 3-17a　　図 3-17b

STEP 2 プローブを用いて"歯石"を探知する

Point ❸
歯石を見落とさないよう、様々な角度からプローブを挿入し動かす

　歯石探知の際は歯周ポケット測定と違い、深さを測るわけではないため、歯軸とは別の角度から、また様々な角度からプローブを挿入し歯石を見落とさないようにしていきます（CEJやクラウンマージンは浅くても意外と探知しづらい）。

> 薄い歯石は見落としやすいので、力を抜いて色々な方向からの探知することが有効

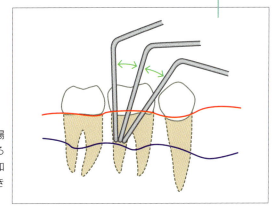

図3-18a　歯周ポケットを測定する場合には、角度が変わると数値も変わるので注意する必要がありますが、探知の時には様々な角度から挿入していきましょう。

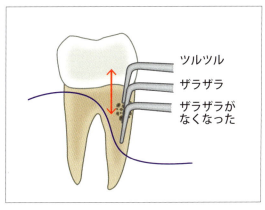

図3-18b　探知を行ってどのあたりにザラつきがあったか、サブカルテに図示するなど、メモしておきましょう。

STEP 2 プローブを用いて"歯石"を探知する

Column
確実な SRP を行うために根面の形態を理解しておこう!

　根面の形と歯軸の方向を把握していないと、歯冠部から根尖方向へ歯周ポケットが深くなっていくにつれ、施術が難しくなってきます。

　また、CEJ（セメントエナメルジャンクション）付近は垂直に見えても、根尖に向かって傾斜していくので、器具の挿入については根の傾斜などを考えて挿入していきましょう。平均的な根の形態は教科書などで確認しておくことが大切ですが、根の形態のバリエーションは無限です。実際の施術では一般的な形態をもとにデンタルエックス線写真とプロービングによって頭の中で形態を想像していきます。それが器具の挿入や選択の助けとなるでしょう。

上顎の根面を想像して操作する

歯根の半分くらいの位置での断面図

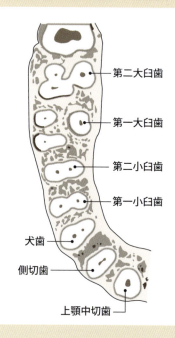

- 第二大臼歯
- 第一大臼歯
- 第二小臼歯
- 第一小臼歯
- 犬歯
- 側切歯
- 上顎中切歯

STEP 2 プローブを用いて"歯石"を探知する

① 上顎中切歯の形態と水平断面

比較的簡単な形態をしているが、CEJ 付近から根尖にいくにつれ、楕円形に近くなる。
ユニバーサルキュレットでカーブに沿うようにルートプレーニングを行う。

形態はシンプルだが…

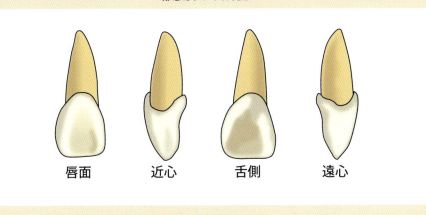

唇面　　近心　　舌側　　遠心

CEJ と根尖部の歯根形態の違いに注意！

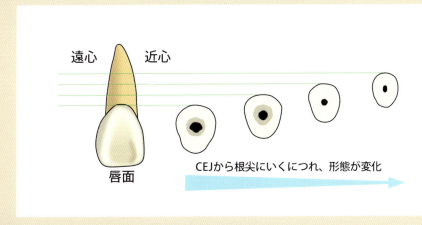

CEJ から根尖にいくにつれ、形態が変化

プローブを用いて"歯石"を探知する

Column

② 上顎第一小臼歯の形態と水平断面

遠心方向に向かって傾斜していくため、挿入方向に注意する。2根が歯冠付近で分かれている場合もあるため、探知の際に根の形をしっかり見ておくことが重要。

遠心方向に向かって傾斜していく

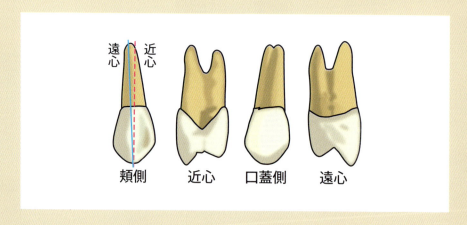

2根が歯冠付近で分岐していることもあるので注意

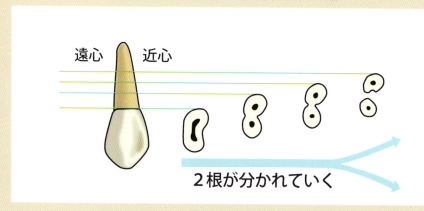

③ 上顎第一大臼歯の形態と水平断面

上顎の頬側根には根面溝も出現することがあるため、見落としに注意。また分岐部の位置が近心口蓋と遠心口蓋で異なるため、ファーケーションプローブで位置を確認する。

頬側根の根面溝に注意

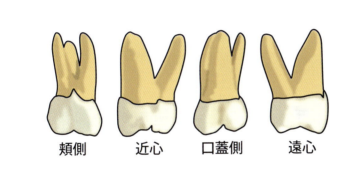

近心根と遠心根の形態は異なる。根面溝の凹みに注意！

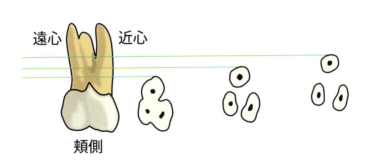

STEP 2 プローブを用いて"歯石"を探知する

Column

下顎の根面を想像して操作する

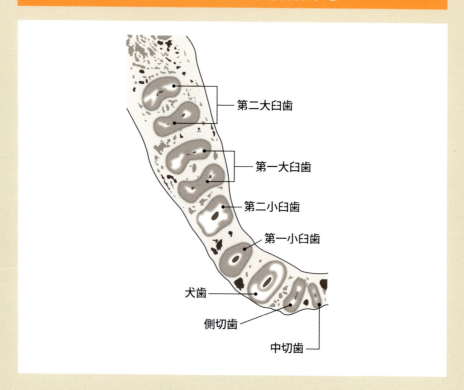

STEP 2 プローブを用いて"歯石"を探知する

① 下顎側切歯の形態と水平断面

下顎の側切歯の根は扁平な形をしているため、適切なキュレットを選択する。また叢生による根近接の場合もあるため、診断をしっかりしておく。

下顎側切歯の根は扁平な形

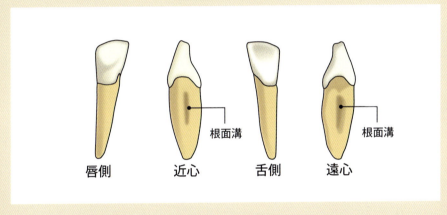

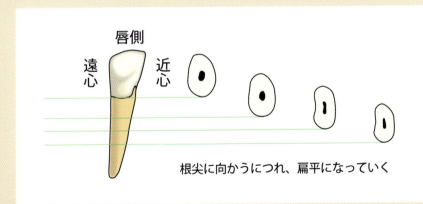

根尖に向かうにつれ、扁平になっていく

STEP 2 プローブを用いて"歯石"を探知する

Column

② 下顎第一大臼歯の形態と水平断面

近心根と遠心根の根面溝が深いため、分岐部病変があると難易度が高くなる。

近心根と遠心根の根面溝に注意！

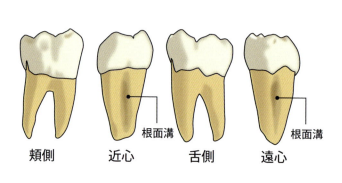

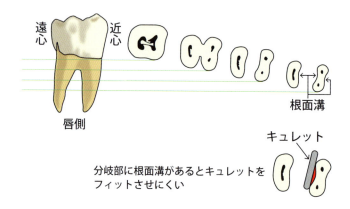

分岐部に根面溝があるとキュレットをフィットさせにくい

STEP 2 プローブを用いて"歯石"を探知する

━━● MEMO ●━━

STEP 3 超音波スケーラーで歯石を砕き、剥がし、除去する

UP-SRPテクニックでは大きな歯石は超音波スケーラーで取っていきます。CHAPTER 1でも述べたようにUP-SRPでは大きな歯石を残したまま、手用キュレットに移ってはなりません。

これが施術のコツ！❶

◆ 歯石の端にチップを当てる！途中から当てると効率が落ちる ◆

超音波スケーラーで歯石を取るコツは、歯石の上端からチップを当てることです。UP-SRPチップの形状はプローブと似ているため、チップの先端でプローブと同感覚で歯石の端を探知し、当てていきます。

チップの先端は、歯石の途中から当てると除去の効率が落ちてしまいます。

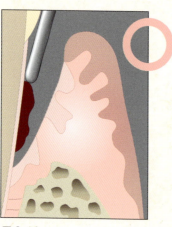
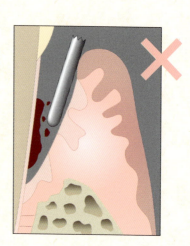

図3-19

STEP 3 超音波スケーラーで歯石を砕き、剥がし、除去する

STEP 1　Eモードの1から始めよう

まずは、スプラソンならEモードの1から始めていきます。歯石が取れるようならPモードから始めてもかまいません

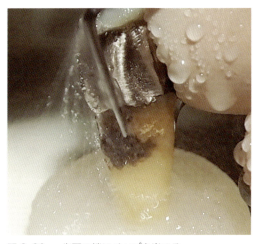

図3-20a　歯石の端にチップを当てる。

STEP 2　歯石の端からチップを当てる

歯石の端からチップを当てていくと、歯石が崩れ始めてくるのがわかります。

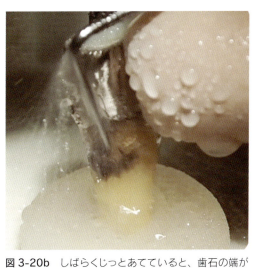

図3-20b　しばらくじっとあてていると、歯石の端が崩れ始める。

STEP 3 超音波スケーラーで歯石を砕き、剥がし、除去する

> **STEP 3**　残った歯石の端を確認して圧をかけていく

　進めていくと**図 3-20d** のように歯石のかけらが剥がれたことがわかります。チップの先端をプローブのように使い、残った歯石の端を確認して圧をかけていきます。

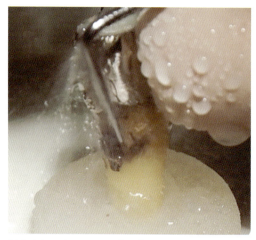

図 3-20c　歯石の一部が剥がれ始める。

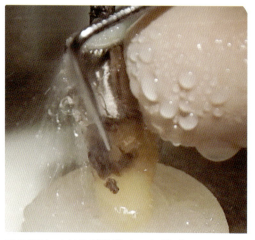

図 3-20d　かけらが剥がれたことがわかる。

STEP 3 超音波スケーラーで歯石を砕き、剥がし、除去する

STEP 4 残った歯石も端から少しずつ剥がしていく

　図3-20e、fに示すように残った歯石も端から少しずつ歯石を剥がしていきますが、その時歯石は小さくなっています。そこで最後のざらつきを上下左右の動きでならしていきます。白い紙をシャーペンの先でぬりつぶすようなイメージでむらなく三次元的に当てていくとよいでしょう。

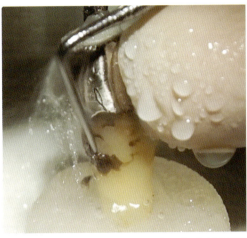

図3-20e　このようにして端から少しずつ歯石を剥がしていく。

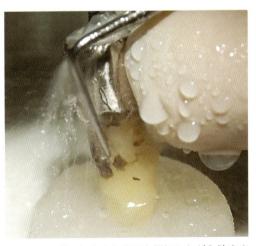

図3-20f　残った小さな歯石も探知しながら除去する。

STEP 3 超音波スケーラーで歯石を砕き、剥がし、除去する

これが施術のコツ！❷

チップを当てたら、歯石が剥がれるまでじっと待つ

　チップの先端を歯石の端に当てた後は、小刻みに動かさず、歯石に押し当ててしばらく待ちます。すると**図3-21**に示すように端から塊で砕けて取れていきます。ただし、角度を付けすぎると根面を傷つけてしまうので注意しましょう。

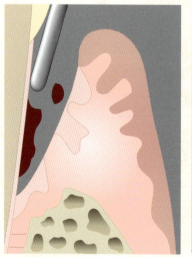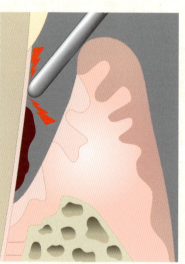

図3-21

STEP 3 超音波スケーラーで歯石を砕き、剥がし、除去する

STEP 5　薄くざらつきが残るくらいを目標に歯石を除去する

　薄くざらつきが残るくらいを目標に超音波スケーラーで歯石を除去しておくと、次段階で用いる手用キュレットによる施術時に根面の滑沢化に重点をおくことができるようになります。また、UP-SRPでは手用キュレットで大きな歯石を除去する必要がなく、圧をかけすぎずにすむため、歯肉の傷やオーバーインスツルメンテーション、歯科衛生士の疲労を軽減できます。さらに手用キュレットのシャープさが長期間保たれます。

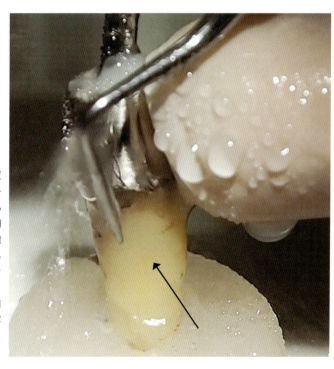

図 3-20g　ほとんどの歯石が超音波スケーラーのみで取れていることがわかります。最初にデンタルエックス線写真上で歯石が認められたものの、除石できたか自信がない時には、手用キュレットに移る前にデンタルエックス線写真を部分的に撮ることもあります。

超音波スケーラーによる除石

STEP 4 手用キュレットで細かい歯石を除去し、根面を滑沢にする

　UP-SRPテクニックでは、最初に超音波スケーラーで大きな歯石をできるだけ取っているため、手用キュレットの使用目的は残った細かい歯石の除去と根面の滑沢化（ルートプレーニング）になります。

ユニバーサルキュレットとグレーシーキュレット、どっちを使う？

　UP-SRPテクニックでは根面へのフィットの観点からユニバーサルキュレットを第一選択にしていきます。ですが、臼歯遠心にはユニバーサルキュレットではアクセスが難しいため、グレーシーキュレットの#13、14を使用します。

　ですが、開口量や歯の傾斜によっては臼歯の遠心にもユニバーサルキュレットを挿入でき、ルートプレーニングが可能な場合もあります。遠心でも挿入できるか、一度試してみるなど、器具選択は柔軟に考えるとよいでしょう。

STEP 4 手用キュレットで細かい歯石を除去し、根面を滑沢にする

CAUTION　手用キュレットで大きな歯石を取るのは危険！

硬い歯石が多く付いている状態に対し、はじめから手用キュレットにてSRPを進めた結果、オーバーインスツルメンテーションが起きた例

　しっかり研磨された手用キュレットは、健全な象牙質を削りすぎてしまうことがあります。リジッドなどの硬い手用キュレットでは特に削れてしまうので、硬い歯石を超音波スケーラーで除去しておくことはオーバーインスツルメンテーションの予防にも効果的です。

　一度失った象牙質は元には戻りません。治療終了後も手用キュレットをまず使う癖がついていると、メインテナンス中でもオーバーインスツルメンテーションになってしまいます。

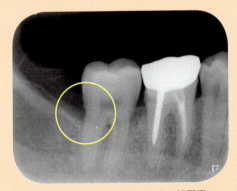

図3-22a　術前のデンタルエックス線写真。

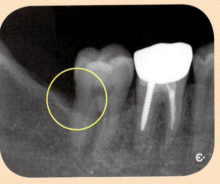

図3-22b　術後。デンタルエックス線写真で根が削られている様子がわかります。

STEP 4 手用キュレットで細かい歯石を除去し、根面を滑沢にする

Point 1
辺縁歯肉を傷つけないように手用キュレットを挿入する

　手用キュレットは辺縁歯肉を傷つけないよう歯肉の入口で刃部を斜めに傾け、歯周ポケット底まで挿入していきます（フェイスが平行だと歯周ポケット底に入りません）。

　その後ポケット底まで入れてからエッジをフィットさせます。グレーシータイプのキュレットでは、第一シャンクが歯軸に平行になるように操作しますが、ユニバーサルタイプのキュレットは第一シャンクを根面に対して約20°傾けて操作します（図3-23）。これは、それぞれのスケーラーの第一シャンクに対するフェイスの傾きが異なっているためです。また、UP-SRPではユニバーサルキュレットの片方のみ使用します（図3-24）。

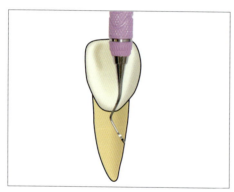

図3-23　ユニバーサルキュレットは第一シャンクを歯根面に対して約20°傾けます。それによりハンドルと歯軸がほぼ平行になります（大臼歯などでは彎曲もあるため、平行にならないこともあり）。

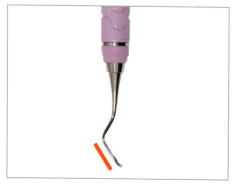

図3-24　ユニバーサルキュレットはグレーシーキュレットと異なり両刃ですが、UP-SRPでは、ユニバーサルキュレットの片面のみを用います。両刃を使っても構いませんが、片側（赤線部）を使った時のみ、根面にフィットし、低侵襲なルートプレーニングを行うことができます。慣れるまでは使う側のハンドルにテープなどで目印をつけておくとよいでしょう。

STEP 4 手用キュレットで細かい歯石を除去し、根面を滑沢にする

グレーシータイプとユニバーサルキュレットのフェイスの傾きの違い

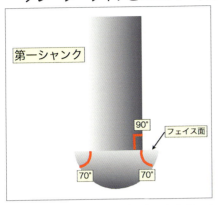

図 3-25a　ユニバーサルキュレットのフェイスの角度。

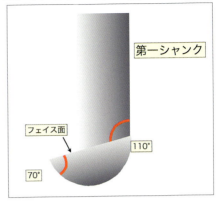

図 3-25b　グレーシータイプのキュレットのフェイスの角度。

Column

ユニバーサルキュレットがルートプレーニングに適している理由

　根面には完全に平坦な面は少なく、平らに見えても、わずかな彎曲や隅角部では強い彎曲が見られます。ユニバーサルキュレットでは根面の彎曲に沿うような当て方ができるため、むらのない、かつ根の本来の形態を維持した低侵襲なルートプレーニングができます。

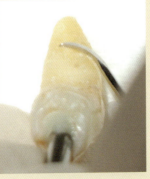

図 3-26　根面の彎曲にフィットしている。

手用キュレットで細かい歯石を除去し、根面を滑沢にする

Point 2
手用キュレットはオーバーラップするように動かす

　手用キュレットのストロークは垂直、水平、斜めと、根面にフィットできるのであれば動かし方に制限はありません。

　手用キュレットを歯周ポケット底に到達させてから引き上げ、全体に取り残しがないようにオーバーラップストロークをします。

　同じ位置、方向から短いストロークで力をかけすぎると、特定の部分のみが削れてしまうため、注意しましょう。

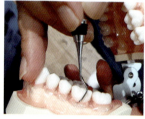
図3-27　垂直ストローク。

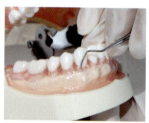
図3-28　水平ストローク。

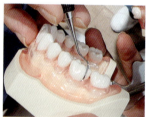
図3-29　斜めストローク。

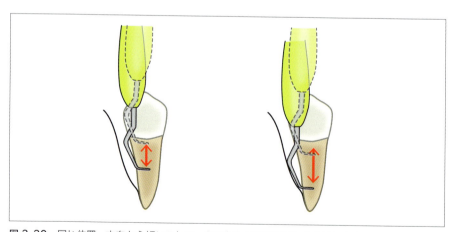
図3-30　同じ位置、方向から短いストロークで力をかけすぎないようにします。

STEP 4 手用キュレットで細かい歯石を除去し、根面を滑沢にする

これが施術のコツ！❸

水平ストロークのすすめ

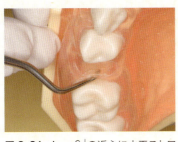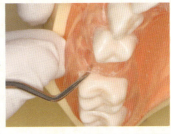

図 3-31a,b ⌞6⌟の近心に水平ストロークをしているところ。まずコンタクト直下に手用キュレットを入れて（左）、その後、隅角部近くまで水平ストロークをします（右）。

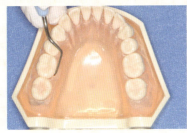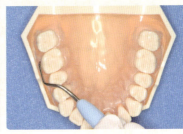

図 3-32a,b グレーシーキュレット #13/14 で大臼歯部の頬舌側を水平方向にストロークしているところ。

　コンタクト直下に近い位置から、エッジのつま先を根尖側に向けて入れ、水平方向に隅角部まで引いて操作すれば軟組織を傷つけずにアクセスできます。水平ストロークは傷つけないというよりも通常の操作でアクセスが不十分な場合や、歯周ポケットが深い、歯周ポケットが狭い、開口量が小さい、コンケイブがある場合によく使います。特に最後臼歯遠心や遠心隅角などではよく使用します。

　水平横方向にストロークをする場合は、刃部を引きながら操作をするため、固定をしっかりとることが大切です。

手用キュレットで細かい歯石を除去し、根面を滑沢にする

これが施術のコツ！❹

◆ 手用キュレットの引き上げ時に角度が変わらないよう注意！ ◆

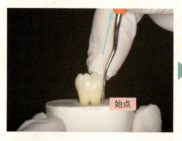 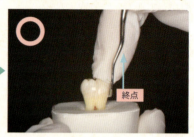

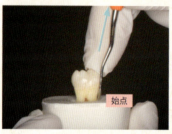 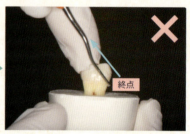

図3-33a〜d　ストロークの始点（左）から終点（右）まで刃部をつけたまま同じ角度で引いてくるように操作します（上図）。下図は途中で手用キュレットの軸が倒れ、終点までに刃部の角度が変わってしまっています。

　手用キュレットのブレードは、歯軸に対しての角度が決まっているため、こじるような動かし方をすると根面に食い込んでしまいます。ルートプレーニングは力をかけすぎず一定の圧で滑沢にしていく操作であるため、引き上げ時に角度が変わらないように注意しましょう。

STEP 4 手用キュレットで細かい歯石を除去し、根面を滑沢にする

Point 3
ルートプレーニング時には根面に側方圧が強くかかりすぎないよう注意！

　UP-SRPテクニックでは、先に超音波スケーラーで大きな歯石を除去しているため、手用キュレットでの除石は少なく、ルートプレーニングがメインになってきます。

　ルートプレーニングでは根面に側方圧があまりかかりすぎないよう適切に調整し、ストロークの長さはスケーリング時より長めに引きます。

　歯石の付いている部位に合わせて短め〜長めで調整していきます。「てこの原理」で剥がすわけではないため、ストロークの長さは適宜調整しています。

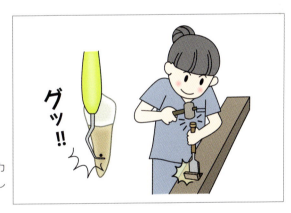

図3-34　"ノミ"のように強い力で歯石をはじくと、根面も削れてしまうおそれがあります。

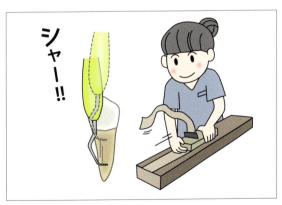

図3-35　かんながけのように奇麗な面を出す力のかけ方をします。

STEP 4 手用キュレットで細かい歯石を除去し、根面を滑沢にする

> **CAUTION　側方圧やストロークの回数**
>
> 　側方圧をかけすぎたり、ストロークの回数が多くなると健全なセメント質まで除去してしまい、治癒が悪くなるばかりか、知覚過敏や根面う蝕を引き起こしてしまいます。適切な側方圧と必要最小限のストロークで慎重に操作しましょう。
>
> 　ルートプレーニング時に適切な側方圧でコントロールできている場合は"キュー、キュー"という澄んだ音が出るのが特徴で、耳からの情報も判断材料の一つとなります。必ずしも音が出るわけではありませんが、覚えておくとよいでしょう。

● MEMO ●

STEP 4 手用キュレットで細かい歯石を除去し、根面を滑沢にする

Point 4
ゴールは、ガラスのように滑沢な根面

根面をガラスのように滑沢なツルっとした面に仕上げられればゴール到達です。定期的に抜去歯で練習して、根面の滑沢さなどを感じる感覚を鍛えるようにしましょう。

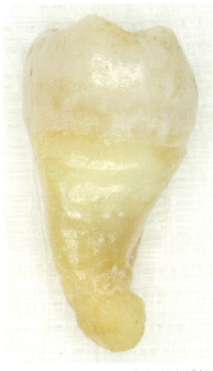

最後にスプラソンならP1〜P4くらいで歯周ポケット内を超音波で洗浄して終了します。プローブで最後に根面が滑沢になったことを確認します。

Movie 動画　キュレットによるSRP

図3-36　ここまで"ツルツ"とできればよいでしょう。

STEP 4 手用キュレットで細かい歯石を除去し、根面を滑沢にする

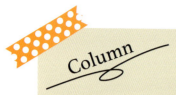

SRP後の再評価の基準

原則：最終ルートプレーニング日から1ヵ月以降に行う

予約時間：60分

施術内容
① **口腔内写真撮影**：歯周治療前後の比較のため
② **デンタルエックス線写真撮影**：初診時にデンタルエックス線写真で多量の歯石が見られた場合には、残存歯石の有無を確認する（不要な場合もあり）
③ **歯周組織検査**：残存歯石の有無、歯周ポケットの深さ、出血点、動揺度、分岐部病変のチェック、歯周治療の効果の確認と説明
④ **染色、必要に応じてTBI**：ブラッシングが自己流に戻っていないか、油断してプラークの多い状態に戻っていないかを確認、歯肉の形態の変化により、歯間ブラシのサイズがあっているかを確認
⑤ **出血が多い場合や、4mm以上の歯周ポケットが残った部位は、その原因を探る**：
　プラークが原因→TBIとプラーク除去のためのPTC
　残存歯石が原因→超音波スケーラー、手用キュレットで再SRP
⑥ **う蝕の有無の確認**：根面う蝕や歯頸部う蝕など歯肉の炎症が消失したことにより見えるう蝕もある。

　4mm以上の歯周ポケットが残った場合、再SRPを行うか、経過観察で診るかは再評価時に歯科衛生士が判断しますが、迷った場合は歯科医師に相談しましょう。

STEP 4 手用キュレットで細かい歯石を除去し、根面を滑沢にする

再SRPとなるケース

①明らかに残存歯石がある
②残存歯石は感じないが、深い歯周ポケットで出血が多い

経過観察となるケース

①深い歯周ポケットはあるが、歯肉に抵抗があり、出血も少ない
②今以上の改善が望めない
　原因→プラークコントロールが不良（メインテナンスに移行後、良好なプラークコントロールが保てるようになれば再SRP）
　原因→歯肉縁下う蝕や補綴装置マージン不良のために残った歯周ポケット

メインテナンス間隔の決定

①歯周病におけるメインテナンスの必要性について説明しましょう
②最初は2ヵ月から4ヵ月の短期にすることが多い（歯科衛生士が決める）

CHAPTER 4

症例で学ぶ UP-SRP™ の効果

新人でもベテランでも同じ結果が出せる UP-SRP™

　本 CHAPTER では、UP-SRP の効果を症例を通じて詳しく解説します。UP-SRP は、歯周基本治療の新たな手法として、術者と患者さんの双方に多くのメリットをもたらします。

　本 CHAPTER に登場する症例は、UP-SRP の臨床的な有効性を示す例です。それぞれのケースで使用した器具、手順、そして治療後の経過を詳細に説明すると共に、UP-SRP がいかにして歯周ポケットを減少させ、出血を抑え、歯周組織の健康を回復させるかを示します。

　さらに、このテクニックは新人の歯科衛生士でもベテランと同様の結果を出すことができる点が特徴です。UP-SRP テクニックの習得と実践を通じて、誰もが高水準の治療効果を実現できることを本 CHAPTER の症例が証明してくれています。

> 本 CHAPTER で提示される症例で
> UP-SRP の効果を擬似体験しよう

症例 1　UP-SRP™ なら、卒後2年目でここまでできる！

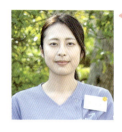

◀◀ 担当歯科衛生士　森菜摘
　　臨床経験年数　2年目（新卒で医療法人C&P　西すずらん台
　　（担当当時）　歯科クリニックに入職、現在は6年目）
　　所属学会　　　日本ヘルスケア歯科学会（認定歯科衛生士）

1. 初診時の患者の基本情報

年齢・性別　　35歳、男性
主訴　　　　　全体チェック希望
歯科的既往歴　10年以上歯科医院への通院歴がない。歯周病に関してはこれまでの歯科医院では何も指導されたことがない。
全身的既往歴　特記事項なし
喫煙の有無　　喫煙経験なし

＜初診時：35歳＞

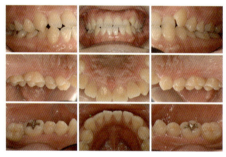

図4-1b　同デンタルエックス線写真10枚法。

図4-1a　初診時の口腔内写真（2020年5月13日）。

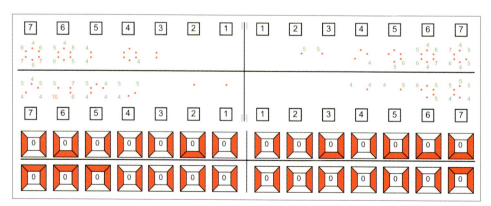

図4-1c　同歯周精密検査。

UP-SRP™ なら、卒後2年目でここまでできる！ 症例 1

2. UP-SRP の施術方針

デンタルフロスの使用などブラッシング指導と併行しながら、各臼歯部は浸潤麻酔下で1回60分のアポイントで8回かけて UP-SRP を実施しました。BDR チップ（TK1-1 S、UP- SRPチップ UP_SRP-DS に相当）を使用して徹底的な歯石除去を行い、8割程度の歯石を除去しました。その後ユニバーサルキュレット（コロンビア 13/14、マッコールミニ）とグレーシーキュレット（アフターファイブ 13/14、ミニファイブ 13/14)を使用して根面を滑沢化しました。

＜再評価時：36 歳＞

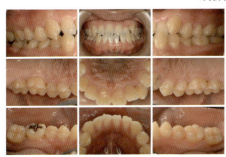

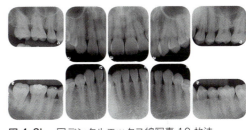

図 4-2b　同デンタルエックス線写真 10 枚法。

図 4-2a　再評価時の口腔内写真（2021 年 8月 11 日）。

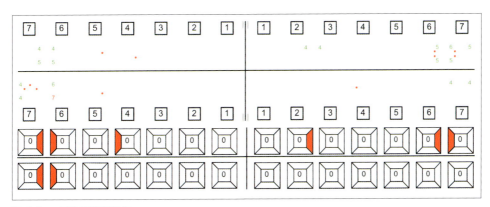

図 4-2c　同歯周精密検査。

3. 臼歯部でセルフケアの難しい部位には必要に応じて SRP を施術

　歯周基本治療中に半年間中断した時期がありましたが、その間に 6| の歯周病が進行し、プロービング値が 10 mm に悪化していたため、右下のみ先輩歯科衛生士が SRP を行いました。約 5 ヵ月で UP-SRP を終了しました。

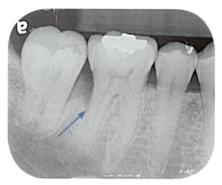

図 4-3a　半年間中断した時期に 6| 遠心のプロービング値が 10 mm に悪化し、骨吸収が進行してしまった。

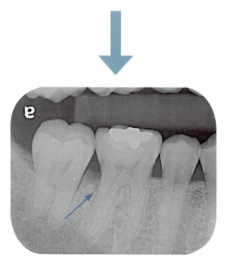

図 4-3b　再評価後 3 年経過時。6| 遠心歯槽骨の回復が確認できる。

UP-SRP™ なら、卒後2年目でここまでできる！ 症例 1

4. UP-SRP後、2年経過時の状態

　以降は3ヵ月ごとのSPTでプラークコントロールの維持を図っています。臼歯部でプロービング値が4mm以上の部位はセルフケアが難しく、BOPが残存しているため、メインテナンスで根面に粗造感を感じるようであれば、ユニバーサルキュレットを使用して根面を滑沢化します。プロービング値と炎症が増悪するようならオープンフラップによるSRPも検討します。

＜最新の状態：38歳＞

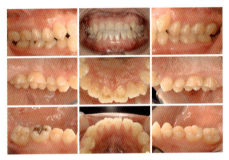

図 4-4a　最新の口腔内写真（2023年7月11日）。

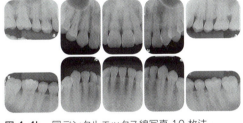

図 4-4b　同デンタルエックス線写真10枚法。

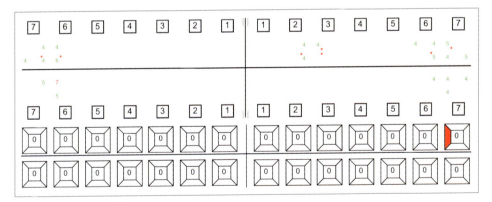

図 4-4c　同歯周精密検査。

症例 2　UP-SRP™ を極めれば、非外科処置でここまで治る！

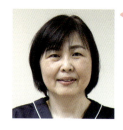

担当歯科衛生士　野村朱美（UP-SRP 開発者の一人）
臨床経験年数　　36 年目
所属学会　　　　日本ヘルスケア歯科学会（認定歯科衛生士）

1．初診時の患者の基本情報

年齢・性別	33 歳、女性
主訴	右下が痛い
歯科的既往歴	歯周病に関してはこれまでの歯科医院では何も指導されたことがなく、歯石除去だけが行われていたとのこと。1〜2 年前から急にブラッシング時に出血するようになり、食片が詰まるようになってきた。
全身的既往歴	スギ、ヒノキ、アレルギー、ラテックスフルーツ症候群
喫煙の有無	喫煙経験なし

＜初診時：33 歳＞

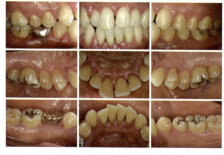

図 4-5a　初診時の口腔内写真（2009 年 1 月 26 日）。

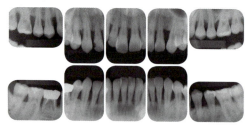

図 4-5b　同デンタルエックス線写真 10 枚法。

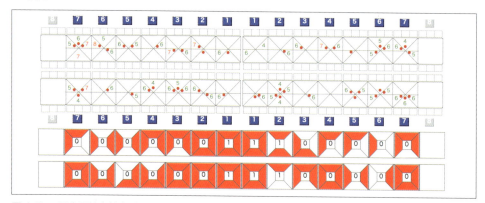

図 4-5c　同歯周精密検査（2009 年 1 月 26 日）。

UP-SRP™を極めれば、非外科処置でここまで治る！ 症例 2

2. UP-SRP の施術方針

　歯肉の炎症が強く、SRP時に出血が多く、適切なSRPが難しいと判断。ジスロマックを投与して炎症を軽減させてからSRPを始めることにしました（通常、滅多に服薬は行いません）。SRPは1回60分のアポイントで6回に分けて、毎回浸潤麻酔下で、歯肉退縮をできる限り起こさないように歯肉に余分な侵襲を与えないように十分注意して行っています。また、歯周組織への侵襲を避けるために、SRPは再SRPをしないように1回で仕上げるようにしています。

　歯磨きは硬めの歯ブラシを使っており、患者さんは歯肉が痩せるのを恐れて歯肉を避け気味に磨いておられました。そこで、タフトSを紹介し、歯頸部に毛先が歯面と垂直に当たるようにして優しく磨くよう指導しました。歯肉の炎症が消退し、1|1 の歯間離開の改善が見られます。

＜再評価時：34歳＞

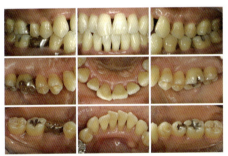

図4-6a　再評価時の口腔内写真（2010年5月8日）。

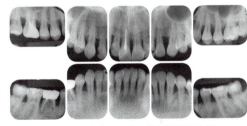

図4-6b　同デンタルエックス線写真10枚法。

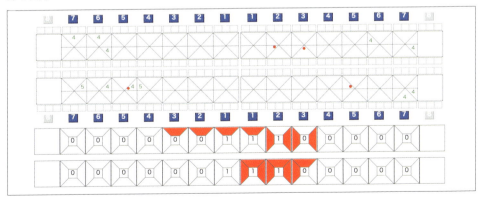

図4-6c　同歯周精密検査。

3. UP-SRP 後 15 年経過時の状態

＜最新の状態：48 歳＞

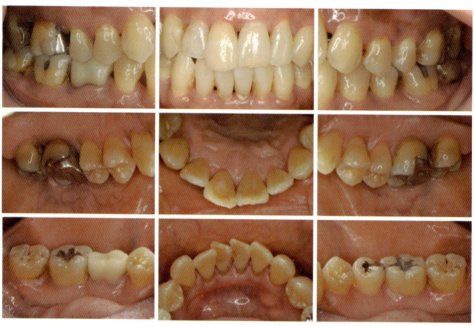

図 4-7a　最新の口腔内写真（2024 年 1 月 29 日）。

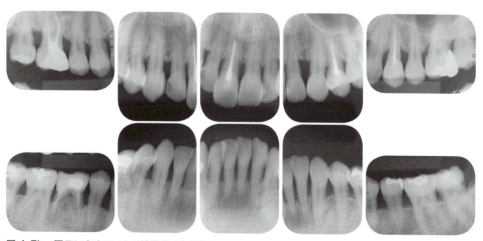

図 4-7b　同デンタルエックス線写真 10 枚法。

UP-SRP™ を極めれば、非外科処置でここまで治る！ 症例 2

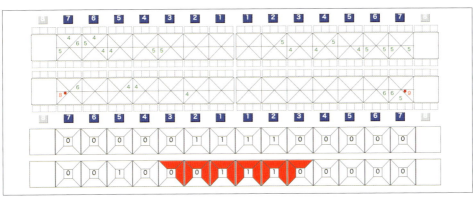

図 4-7c　同歯周精密検査。

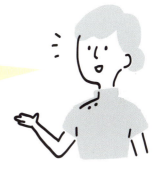

このような重度の歯周病の症例でも歯肉退縮をほとんど起こさずに15年維持できています。生活の質を落とすことなく、歯を長期間維持していることは患者さんにとって大きな福音となるでしょう。

CHAPTER 5

UP-SRP™ のためのトレーニング

自主トレーニングを しておこう

　実際に、患者さんの口腔内で UP-SRP テクニックを行う前に必ず模型や抜去歯牙を用いた練習をしましょう。口腔外で超音波スケーラーのパワーや当てる角度を確認しておくことで治療の効果も高まると共に、患者さんへの負担が少なくなります。
　本 CHAPTER では、抜去歯牙による練習と模型実習について解説していきます。

> 本 CHAPTER にある実習法を実践し、
> UP-SRP テクニックを習得しましょう

1 抜去歯牙による練習

準備

抜去歯牙は薬液（グルタラール製剤等）に一日つけて置き、水洗しておきます（あまり乾燥しすぎないよう注意!）。はじめのうちはセメント質の肥厚などがなく、わかりやすいものを選ぶほうがよいでしょう。

STEP 1　プローブでCEJや歯石探知の練習をしましょう

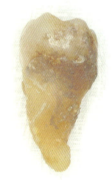

CHAPTER 3のSTEP 2で解説した、プローブを軽く持つことを意識して探知をしていきます。この時、プローブの先端に近いところではなく、中程に近いところを軽く持つようにします。

慣れてきたら、歯牙を隠して見えない状態（目を閉じて見えない状態でも可）でCEJや歯石などを探知していきます。

図 5-1　歯石を取る前、まずは探知。

STEP 2　UP-SRPチップで歯石を剥していく感覚をつかもう

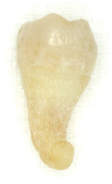

次に超音波スケーラーにUP-SRPチップを付け歯石を剥していく感覚をつかんでいきましょう。

UP-SRPチップはプローブと似た形状をしているため、STEP1のプローブで探知できた場所に当てることが可能です。大きい歯石などは必ずこの段階でとるようにしましょう。

図5-2は、超音波スケーラーのみでデブライドメントした状態です、大きな歯石がほとんどとれていますが、ざらっとした薄い歯石等がまだ残っている状態です。

図 5-2　超音波スケーラーでの除石後。

> **STEP 3**　手用キュレットでルートプレーニングによる仕上げの練習をしよう

　超音波スケーラーでほとんどの歯石を取った後は手用キュレットに持ち替えてルートプレーニングを行っていきます。練習でもしっかりシャープニングされた手用キュレットを使いましょう。大きな歯石は除去されているため、手用キュレットでは根面を滑沢に仕上げるイメージで操作を行います。

　図5-3は仕上げが終わった状態ですが、滑沢な面になっているため光が反射しているのがわかります。

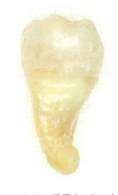

図5-3　手用キュレットによるルートプレーニング後。

> **確認しよう**　刃の根面への当たり方

＜根面に刃がきちんとフィットしている状態を覚えよう＞

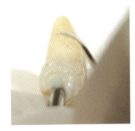

図5-4　根の彎曲にブレードが隙間なくフィットしています。

＜先端が浮いても、かかとが浮いても辺縁歯肉や内縁上皮を傷つけるため、要注意＞

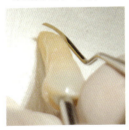 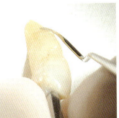

図5-5a　ブレードのかかとのみが当たっており、先端が歯肉を傷つけるおそれがあります。
図5-5b　ブレードの先端のみが当たっています。

～ 抜去歯牙で練習するコツ ～

- 最初は歯石が取れる様子や、歯石が剥がれる瞬間の指先に伝わる振動や感覚を身につけます。
- 超音波スケーラーのチップで探知しながら除去する感覚を養うためには、根面を見ずにやってみるのがよいでしょう。

2 顎模型による練習

　顎模型ではポジショニングや器具の挿入、スケーリングルートプレーニングを練習することができます。ポジショニングなどを確認するためにも、チェアなどに取り付けられるファントームも模型と一緒にあるとよいでしょう（図5-6）。

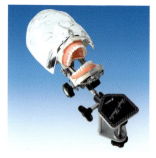
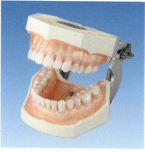

図5-6a　NISSIN シンプルマネキンⅢ。
図5-6b　NISSIN D16FE-500 HPRO-SIAI-GSE（画像提供：（株）ニッシン）。

STEP 1　顎模型にマニキュアを塗る

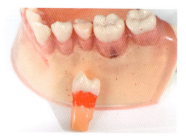

　顎模型にはマニキュアを塗っておきましょう。歯肉の色には種類がありますが、半透明のタイプのほうが挿入角度の確認などがしやすくお勧めです。

図5-7　顎模型にマニュキアを塗ります。

STEP 2　正しい姿勢・ポジションをとる

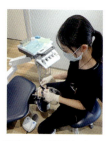

　CHAPTER 3で示した姿勢でポジションを作りましょう。実際の患者さんではどうしても集中して姿勢が崩れがちになるため、練習の際にしっかりと姿勢を作り、良い位置を体で覚えるようにしましょう。

図5-8　練習でも姿勢正しく。

| STEP 3 | 顎模型上でプロービングする |

顎模型上でプロービングを行っていきます。直視できない部位についてはミラーテクニックを使っていきましょう。

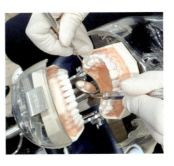

図5-9　挿入角度をチェックしましょう。

| STEP 4 | 手用キュレットの角度や当てている根面を意識する |

顎模型の歯肉は少し硬く挿入しにくいですが、歯肉を傷つけないよう挿入しフェイスを起こします。

挿入をして、まずは歯牙に対してグレーシー、ユニバーサルキュレットがそれぞれの正しい角度で歯根に当てられているかを確認しましょう。

手用キュレットの角度の確認ができたら、ルートプレーニングを始めていきます。できるだけ自分が今、根面のどのあたりを触っているかを考えながら操作を行い、自分のイメージと実際に手用キュレットの刃が当たっている位置があっているかを確認します。

ストロークについても垂直だけでなく、水平ストロークについても顎模型で練習していきます。

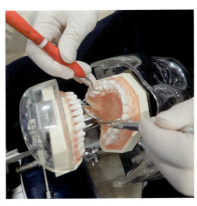

図5-10　挿入角度のチェック。

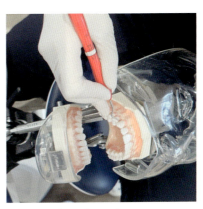

図5-11　水平ストローク。

3 練習中でもシャープニングは欠かさずに

　練習でもよく砥がれた手用キュレットを使うようにしましょう。慣れていても分度器や角度表を前において角度を確認してシャープニングをしましょう（図5-12）。テストスティックを使って手用キュレットのどの部分が砥げているかを確認して、自分の癖の修正をしていきましょう。先細りにならないよう注意して下さい（図5-13）。

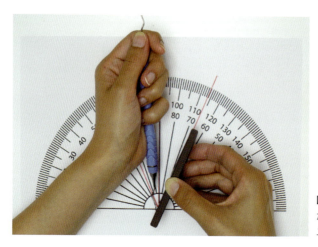

図5-12　必ず角度表を見ながら、正しい角度でシャープニングをします。

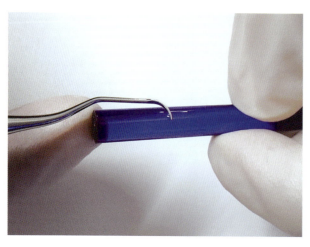

図5-13　テストスティックに対してグレーシー、ユニバーサルキュレットをそれぞれの角度でそっと刃を当てます。よく砥がれた手用キュレットであれば力を入れなくてもテストスティックに食い込んで引っかかります。先端、中央、かかとの部分を少しずつずらしながら確認していきます。

> **確認しよう**　ブレードが先細りにならないように！

　ブレードの先の方をシャープニングしようと意識し過ぎて均等にシャープニングをしていないと先細りになってしまいます（図5-14）。

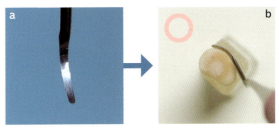

図5-14a　均一にシャープニングできている。
図5-14b　形を維持しているので根面にフィットしている。

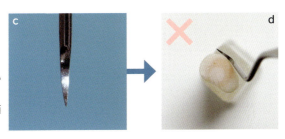

図5-14c　先細りになってきている。
図5-14d　先細りになると、根面にフィットしなくなる。

> **確認しよう**　シャープニングストーンとキュレットの角度：
> グレーシーキュレットとユニバーサルキュレットの違い

　グレーシーキュレットは第一シャンクとストーンが40°になるように、ユニバーサルキュレットでは、第一シャンクとストーンが15°になるようにしてシャープニングを行います。

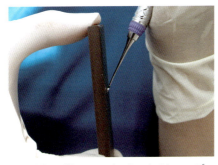

図5-15　グレーシーキュレットのシャープニング。

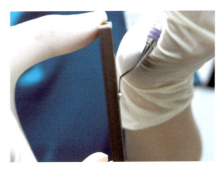

図5-16　ユニバーサルキュレットのシャープニング。グレーシーに比べるとほとんど隙間がないように見えます。

参考文献

1）Hidetoshi Akimoto, Shozo Fujiki, Do Project The Survey 1 Survey on New Patients Who Visit Dental Offices -Report 16, J Health Care Dent. 2023；24：90-99.
2）藤木省三、岡 賢二編著．HOME DENTIST PROFESSIONAL Vol.3 歯周基本治療のエッセンスとノウハウ、東京、インターアクション、2019：114-115.
3）藤木省三、岡 賢二 監著．HOME DENTIST PROFESSIONAL Vol.3 歯周基本治療のエッセンスとノウハウ．インターアクション 2019：113.
4）沼部幸博、伊藤弘、他．新歯科衛生士のためのペリオドンタルインスツルメンテーション，クインテッセンス出版、2008：46.

付録　シャープニング角度表：コピーして活用しよう

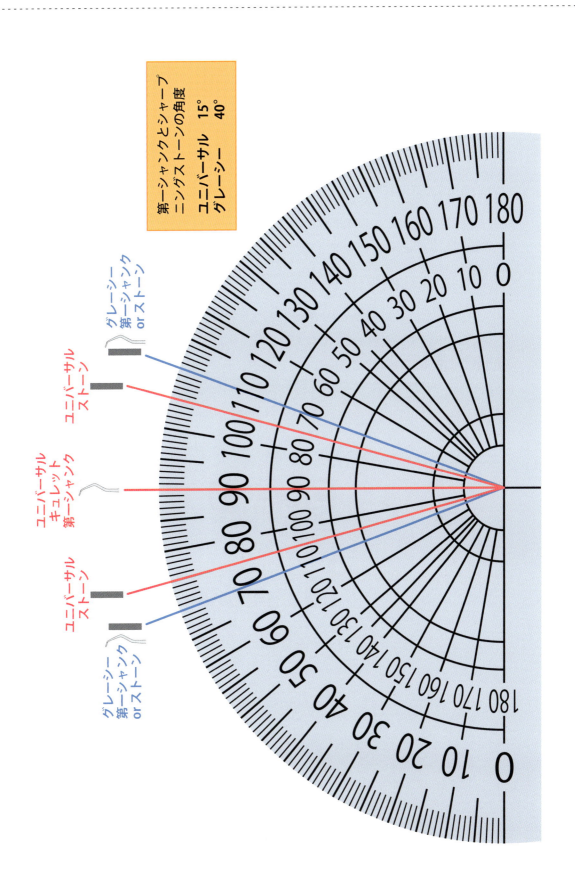

もっと学びたい方へ

★日本ヘルスケア歯科学会

　う蝕、歯周病の予防を行い、健康な口腔を守り育てる方法を学ぶ学会です。う蝕予防ではCRASPと呼ばれる問診ベースのリスク診断ツールを開発し、簡単にう蝕のリスク管理ができるようにしています。また、チーム医療を実践するための取り組みなど幅広く患者さんの健康を守るための活動をしています。

　興味のある方は日本ヘルスケア歯科学会で検索して一度HPをチェックしてみてください！

★スタディーグループ K-WAVE（日本ヘルスケ歯科学会公認団体）

　ヘルスケア診療を実践するために設立したスタディーグループです、現在歯科衛生士を含めて100名以上のメンバーで定期的な例会や研修会を行っています。下記QRコードのホームページから最新情報をチェックしてみてください

K-WAVEの歯科衛生士向けの実習付きセミナー

▶エントリーコース
診療ポジションなどの基礎からしっかりと学び、規格性のある口腔内写真、精度の高いプロービングを習得するためのコース

▶ミドルコース
本書で学ぶUP-SRPテクニックを実習付きで学べるコース

▶アドバンスコース
分岐部を含む、難易度の高い歯周基本治療を学ぶためのコース

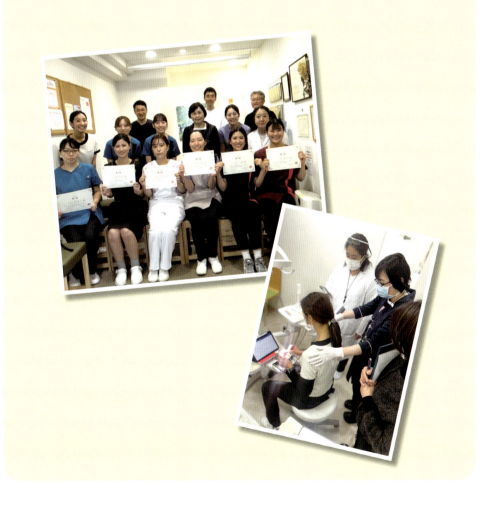

UP-SRP 考案者から：あとがき

　本書ではUP-SRPを行うにあたり、基本的なことをお伝えしましたが、頭で理解し、顎模型ではできても施術しようとするとよくわからないこともあるかもしれません。何年臨床経験を積んでも何か見落としていないか、十分なことができたのかという思いが、なくなることはない気がします。しかし、その思いが患者さんの健康により寄与していくために大切ではないでしょうか。

　10年、20年、それ以上に一人の患者さんとおつき合いさせていただく中で、多くのことを患者さんから学び、感謝の言葉をいただくことが、自分自身の人生の充実に繋がっていることを強く実感しています。

　本書が皆様にとって、SRPをはじめとする歯科衛生士業務を通じ豊かな経験を積んでいかれることの一助となれば幸いです。

神戸市灘区・大西歯科・歯科衛生士　野村朱美

　UP-SRPテクニックは、当院の歯科衛生士達が20数年前から患者さんに少しでも歯を長く使ってもらえるよう工夫に工夫を重ねた結果生み出されたものです。従来の方法とはかなり違うため戸惑いがあるかもしれません。しかし、一つひとつのことにはそれぞれ理由があり、しかも20数年の実績があります。

　ですから、本書に書かれていることをよく読んで、一つひとつのステップを確実に行うようにしてください。そのためには、しっかりと練習することが必要です。歯石の探知、超音波スケーラーによる除石、手用キュレットによる仕上げ、どのステップがおろそかでも成果はでません。厳しいことを書きましたが、コツコツと続けていれば、必ず「わかった！」「できた！」と思える日がきます。自信を持って歯周治療を進めることができるようになります。がんばってください。

神戸市灘区・大西歯科・院長　藤木省三

監修者略歴

藤木省三（ふじき　しょうぞう）
大阪大学歯学部卒業
兵庫県神戸市・大西歯科院長

＜所属学会＞
日本ヘルスケア歯科学会

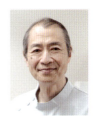

著者略歴

中本知之（なかもと　ともゆき）
東北大学歯学部卒業
兵庫県神戸市・医療法人 C&P 西すずらん台歯科クリニック院長

＜所属学会＞
日本ヘルスケア歯科学会、日本口腔衛生学会、日本口腔インプラント学会

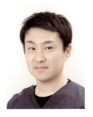

西村　誠（にしむら　まこと）
愛知学院大学歯学部卒業
大阪府泉大津市・西村歯科院長

＜所属学会＞
日本ヘルスケア歯科学会、日本歯周病学会

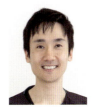

野村朱美（のむら　あけみ）
兵庫県立総合衛生学院卒業
兵庫県神戸市・大西歯科勤務・歯科衛生士

＜所属学会＞
日本ヘルスケア歯科学会（認定歯科衛生士）

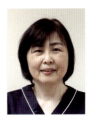

経験2年目でもできる！　新SRPテクニック
Ultrasonic Precision
UP-SRP マスターBOOK

2024年10月11日　第1版第1刷発行

監修	藤木省三 ふじきしょうぞう
著者	中本知之　西村 誠　野村朱美 なかもとともゆき　にしむら まこと　のむらあけみ
発行人	畑 めぐみ
装丁・本文デザイン	岩木芙由子
発行所	インターアクション株式会社 東京都武蔵野市堺南町 2-13-1-202 　　電話　070-6563-4151 　　FAX　042-290-2927 　　web　http://interaction.jp
印刷・製本	シナノ印刷株式会社

©2024　インターアクション株式会社　　　　禁無断転載・複写
Printed in Japan　　　　　　　　　　　　落丁本・乱丁本はお取り替えします
ISBN 978-4-909066-69-5 C3047　　　　　　定価は表紙に表示しています